1097872

41 Hippotherapie

- 42 Allgemeine Ziele und Wirkungen
- 43 Übung und Neubildung nervlicher Schaltungen
- 43 Psychische Motivation
- 43 Das Pferd besitzt hohen Aufforderungscharakter
- 44 Bewegungserfahrung bei Querschnittslähmung
- 44 Balance- und Haltungstraining bei Gliedmaßenfehlbildungen
- 45 Trainingseffekte für das menschliche Gangbild
- 48 Reiten als vielschichtiger Lernprozess
- 50 Die Mensch-Pferd-Interaktionen

- 53 **Fallbeispiel Carla F.**
- 54 Die Hippotherapie beginnt
- 55 Körperkontakt und Gesamtstimmung
- 56 Individuelle Erfahrungen

- 56 **Hippotherapie bei Kleinkindern**
- 56 Frühes Bewegungsangebot trainiert das Gleichgewicht
- 58 Bauchlage und Vierfüßlerstand
- 61 Aufrichtung durch Spreizsitz
- 61 Schritt als Übung zum Runden von Bewegungsabläufen
- 61 Angepasstes Übungsprogramm

- 63 **Qualifikation des Hippotherapiepferdes**
- 64 Ausbildungsdauer
- 64 Auf die Grundausbildung aufbauen
- 64 Die Aufgaben des Hippotherapiepferdes
- 65 Das Rüstzeug des Hippotherapiepferdes
- 69 Vorbereitung auf spezielle Anforderungen in der Praxis
- 69 Ausbildung der inneren Merkmale
- 70 Zeit zur Reife

71 Heilpädagogisches Reiten und Voltigieren

- 72 Anwendungsgebiete
- 72 Arbeitsinhalte
- 73 Genutzte Eigenschaften und Kräfte des Pferdes
- 73 Wirkungsweise und Ziele
- 74 Theoretische Ansätze zur Klärung von Wirkmechanismen
- 75 Pferd als Vorbild für Umgang miteinander
- 77 Soziale Energien als Anknüpfpunkte für das Lernen
- 77 Neuro-, senso-, sozio- und psychomotorische Übungen
- 78 Sinnliche Erfahrung und Bewegungsablauf verbinden
- 79 Sensorische Integrationstherapie
- 80 Wie Tiefenwahrnehmung funktioniert

- 80 **Ablauf der heilpädagogischen Arbeit mit dem Pferd**
- 81 Ein kostenfreies Informationsgespräch zu Beginn
- 81 Kostenübernahme durch die Krankenkasse oder das Jugendamt
- 81 Die Therapie beginnt mit der Ankunft im Stall
- 81 Erste Reaktionen zulassen
- 82 Aufhören, wenn es am schönsten ist
- 82 Die Unterrichtseinheit
- 82 Zielkorrekturen sind notwendig

- 83 **Fallbeispiel Diana**
- 83 Das Problem deutlich machen
- 83 Zielsetzung anpassen
- 83 Wahlbedingungen als Entscheidungsgrundlage
- 84 Konsequenz ist das A und O

84 Lernprozesse auf mehreren Ebenen
85 Das Pferd gibt Schutz und Sicherheit

Qualifikation des Pferdes für die Heilpädagogik
85 Alltagsanforderungen an das Therapiepferd
86 Charaktereigenschaften stehen im Vordergrund
88 Spezielle Ausbildung
89 Respekt und Zeit

Das Pferd in Psychiatrie und Psychotherapie
91 **Arbeitsgrundlage und Anwendungsgebiete**
92 Akute und chronische Psychosen
92 Uni- und dipolare depressive Syndrome
92 Persönlichkeitsstörungen
93 Neurotische Verhaltensstörungen

93 **Ziele und Begründung des Einsatzes von Pferden**
94 Innere und äußere Eigenschaften als Spiegel

96 **Genutzte Kräfte und Wirkungsweisen**
97 Wahrnehmungsmöglichkeiten des Patienten verändern
98 Gestaltung der Therapiestunden

99 **Fallbeispiel Jürgen W.**
99 Bestandsaufnahme als Einstieg
99 Erste Stunde: Pferde beobachten
100 Fragen und Antworten führen weiter
100 Neue Ziele: Grenzen ziehen, in Bewegung kommen
101 Erste Erfolge
102 „Die Pferde haben erleichternd gewirkt"

102 **Fallbeispiel Margot F.**
102 Gerettet vor sich selbst
103 Gute Gefühle lassen die Traurigkeit vergessen
103 Alleine leben wird zum Thema
103 Durch Führungsübungen der Angst begegnen
104 Was werden wird, zeigt die Zukunft

105 **Das Pferd in Psychiatrie und Psychotherapie**
105 Spezifische Anforderungen
106 Rüstzeug für den Einsatz in Psychiatrie und Psychotherapie
106 Ausbildungsdauer
108 Spezialausbildung
109 Spezielle praktische Übungen
109 Ausdrucksvoller Charakter braucht Zeit zur Reife

Service
110 **Adressen, Literatur**

111 **Bildquellen, Spezieller Dank**

112 **Register, Impressum**

Wipke C. Hartje

Therapieren mit Pferden

Heilpädagogik – Hippotherapie – Psychiatrie

49 Fotos
8 Zeichnungen

Ulmer

Inhalt

5 Vorwort

6 Pferde als Helfer in der Therapie

7 Beziehungsgeschichte

7 Bedeutung des Pferdes für den Menschen

8 „Urverständnis" als Grundlage des therapeutischen Einsatzes

12 Erklärungsmodell zum Urverständnis zwischen Mensch und Pferd

15 Körperlich-sinnliche Entwicklungsmerkmale von Pferd und Mensch im Vergleich

16 Grundrichtungen der medizinisch-therapeutischen Nutzung des Pferdes

18 Charakterisierung der Therapiearten

21 Kostenübernahme und Einführung als ergänzende Heilbehandlung

22 Hippotherapie

23 Heilpädagogisches Reiten und Voltigieren

23 Einsatz von Pferden in Psychiatrie und Psychotherapie

23 Zukunftsperspektiven

24 Das geeignete Pferd

25 Grundlegende Qualitäten

26 Die inneren Eigenschaften

28 Soziale Verhaltensweisen von Pferden

30 Die Eignung einschätzen

35 Grundausbildung von Therapiepferden

36 Die drei Abschnitte der Grundausbildung

37 Basiskenntnisse des Ausbilders

37 Bedeutung der Rangordnung

38 Arttypisches Verhalten kennen

38 Tierschutz: Verhaltensgerechte Grundausbildung

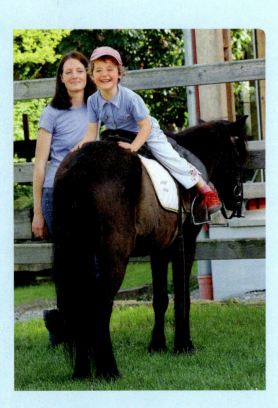

Vorwort

Das Interesse und die Freude an der therapeutischen Arbeit mit Pferden wachsen. Dieses Buch mag mit dazu beitragen, das Pferd in seiner Rolle als Helfer des Menschen darzustellen. Charakteristische Fallbeispiele gewähren Einsteigern, Interessierten und Betroffenen einen Einblick in Anwendungsgebiete der Therapie mit Pferden. Vor dem Hintergrund des zeitlichen Ablaufs werden gemeinsame und unterschiedliche stammesgeschichtliche Entwicklungsschritte verfolgt und mögliche Gründe für das therapeutische Nutzenverhältnis zwischen Mensch und Pferd aufgezeigt. Ausführlicher gegeneinander abgegrenzt finden sich die einzelnen Nutzungsrichtungen, die therapeutische Bedeutsamkeit erlangt haben. Die Einsatzgebiete des Therapiepferdes und die Wirkungsweise der pferdeeigenen Merkmale werden, orientiert am derzeitigen Wissensstand, beschrieben und veranschaulicht. Ein an praktischen Gegebenheiten ausgerichteter Überblick über die speziellen Anforderungen bei der Ausbildung und Auswahl des Therapiepferdes möchte dem Leser ein Grundverständnis vermitteln.

Für Auskunft, weiterführende Information, Mitwirkung und Schilderung der eigenen Umstände danke ich den Betroffenen, Beispiel gebenden, Praktikern und Theoretikern. Es war eine Freude von Ihnen zu lernen. Besonderer Dank gilt den therapeutisch arbeitenden Betrieben und Einzelpersonen: Klinik Christophsbad Göppingen, Baden-Württemberg, Chefarzt Priv. Doz. Dr. Leo Hermle, Anja Jesse, Physiotherapeutin mit Zusatzausbildung zur hippotherapeutischen Arbeit, Sandra Fröschle, Dr. Eva Dieckmann, PPT-Zentrum Enkingen, Bayern, sowie Karin Fügel, Winkelwiesenhof, Wolfschlugen, Baden-Württemberg.

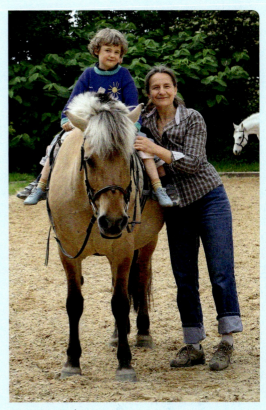

Für meine Tochter

Wenn im Folgenden vom Arzt, Therapeuten, Reiter, Heilpädagogen, Reittherapeuten, Ausbilder, Teilnehmer, Patienten oder Klienten die Rede ist, so meine ich damit selbstverständlich auch die Ärztinnen, Therapeutinnen, Reiterinnen, Heilpädagoginnen, Reittherapeutinnen, Ausbilderinnen, Teilnehmerinnen, Patientinnen oder Klientinnen.

Wipke Hartje, Filderstadt-Bernhausen
im Herbst 2009

Pferde als Helfer in der Therapie

Die grundlegende und wichtigste Eigenschaft des Pferdes für die Nutzbarkeit im therapeutischen Einsatz ist die, dass es ein besonders geeignetes Reittier ist. Mit dieser spezifischen Fähigkeit, einen Menschen auf arteigene Weise zu tragen, erlangen wiederum alle anderen Merkmale, die Pferde mitbringen, besondere Bedeutung für den Einsatz in Heilbehandlungen.

Eine Annäherung an die Gründe, warum durch den Einsatz von Pferden eine Verbesserung der Gesundheit erzielt werden kann, gelingt deshalb, weil man aus entwicklungsgeschichtlicher Sicht im Zusammenwirken mit der wissenschaftlichen Beobachtung das Verhalten von Pferden zunehmend besser versteht. Weiteren Aufschluss gibt die Sammlung, Erfassung, Untersuchung und Beurteilung von Daten über die mit Unterstützung von Pferden behandelten gesundheitlichen Beeinträchtigungen in allen therapeutischen Bereichen.

Pferde unterstützen den Menschen als Sozialpartner in der Medizin. Sie werden ergänzend zur Behandlung bei einer Reihe körperlicher Erkrankungen und bei verschiedenen seelischen Beeinträchtigungen der Gesundheit und des Wohlbefindens eingesetzt. Dabei bieten die besonderen Merkmale der Pferde eine Reihe miteinander kombinierbarer Voraussetzungen für eine wachsende Anzahl von Behandlungsmöglichkeiten: Die derzeitig ausgeübten Grundrichtun-

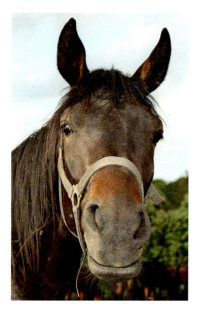

Das Pferd gehört zu den dem Menschen zugeneigten Tierarten.

Artspezifische Eigenschaften von Pferden

- **Äußere Eigenschaften**
- Größe
- Tragkraft
- Aussehen
- Körperwärme
- Bewegungsfolge
- **Innere Eigenschaften**
- Zähmbarkeit
- Herdentrieb
- domestizierbar, dem Menschen zugeneigt
- „Verständigungsbereitschaft"
- Gelehrsamkeit
- Gehorsam
- Temperament
- Allgemeine Sozialverhaltensweisen

gen werden aktuell, aber nicht einheitlich als Hippotherapie (HT), Heilpädagogisches Reiten und Longieren (HRL) und Einsatz des Pferdes in Psychiatrie und Psychotherapie (EPiPP) bezeichnet.

Entwicklungsgeschichtliche Merkmale und Verhaltensmuster, die zur therapeutischen Nutzung beitragen und das Pferd für medizinische Einsätze wertvoll werden lässt, gehen auf eine Anpassungszeit an die Lebensbedingungen auf der Erde sowie auf die mit der Anpassung einhergehenden Beziehungen zwischen den Lebewesen zurück.

So folgt die therapeutische Möglichkeit der Nutzung einerseits aus der gemeinsamen Entwicklungsgeschichte der Lebewesen über etwa 3,6 Milliarden Jahre und andererseits aus der jeweils stammesgeschichtlichen, arteigenen Entwicklung über rund 60 Millionen Jahre sowie einer Beziehungsgeschichte über etwa drei Millionen Jahre.

Beziehungsgeschichte

Die ersten eindrücklichen Begegnungen zwischen Mensch und Pferd mögen vor etwa drei Millionen Jahren stattgefunden haben. Das Pferd verbreitet sich damals, in der Erdneuzeit, wandernd, über die im Übergang von Pliozän zu Pleistozän bestehende Landbrücke zwischen Nordamerika und Europa. Gleichzeitig wandern die ersten Menschen über diese Landbrücke nach Nordamerika ein. Heute füllt die Beringsee die an ihrer engsten Stelle 90 km breite Beringstraße. Die ehemals verlandete Wasserstraße verbindet den nördlichen Teil des Pazifiks, zwischen Nordost-Sibirien, Alaska und den Aleuten, mit dem Nordpolarmeer.

In den nun **gemeinsamen Lebensräumen** führen die Begegnungen allmählich zu unterschiedlichen Beziehungsstrukturen zwischen Mensch und Pferd, die sowohl beibehalten werden als auch verändert bis in die heutige Zeit reichen. In der Bronzezeit 1800–750 v. Chr. ging das Pferd in Mitteleuropa vor dem Streitwagen und seit etwa 1000 v. Chr. wird es zum Reiten gebraucht. Es bringt Beweglichkeit und militärische Überlegenheit. Doch nicht nur das. Zur **Wirkung des Reitens** auf den menschlichen Organismus gibt es eine Untersuchung (Ölsböck, 1996), die zeigt, wie unwillkürlich gesteuerte Lebensvorgänge des menschlichen Körpers positiv beeinflusst werden.

Bedeutung des Pferdes für den Menschen

Im Laufe der gemeinsamen Entwicklung von Pferd und Mensch hat sich die Rolle des Tieres immer wieder geändert. Der Mensch nützt seine vielfältigen Eigenschaften entsprechend der sich verändernden Lebenssituationen. Diese wechselnden Rollen des Pferdes als Begleittier haben sich durch die Zeit erhalten, doch heute sind neben den körperlichen Eigenschaften die „weichen" Faktoren von zunehmender Bedeutung, die im Folgenden als die „inneren Eigenschaften" bezeichnet werden.

> **Physiologische Wirkungen des Reitens auf den Organismus**
>
> - Beeinflussung der Pulsfrequenz: Schritt 120/min, Trab 140/min, Galopp 180/min
> - Verbesserung der Atmung
> - Beeinflussung der Magen-, Darm- und Harntraktbewegungsarbeit
> - Lockerung der Muskulatur durch die um ein Grad höhere Körpertemperatur des Pferdes
> - Aktivierung der Sinnessysteme

Fortbewegung. Große Ergänzung der eigenen Kraft, Geschwindigkeit, was bis heute auch mit dem Gewinn von sozialem Ansehen eng verknüpft ist.

Nahrung. In früher Zeit von geringer Bedeutung. Doch, weil schwierig zu erjagen, ergab sich für den Jäger Ansehen, wenn das Tier erlegt wurde. Heute hat Pferdefleisch einige Liebhaber. Es ist ist anderen tierischen Erzeugnissen im Allgemeinen nachgeordnet.

Arbeits- und Sozialpartner. In vielen Lebensbereichen wie etwa Arbeit, Sport, Medizin gleichen die Eigenschaften des Pferdes die Schwächen des Menschen aus, ergänzen Stärken und lassen eine nahe Sozialbeziehung entstehen. Der Mensch hegt und pflegt das Pferd angemessen der Bedeutung, die es für ihn hat.

Kultobjekt. Mit wachsendem Gehirn und Intellekt benötigt der Mensch maßvolle Projektionsflächen zur Verbildlichung von erstrebenswerten Kultur-Kennzeichen, die er beim Pferd in vielen spezifischen Eigenschaften wie etwa Kraft, Adel und Schnelligkeit erkennen kann.

> **Hinweis**
>
> Das „sich Tragen lassen im Schritt" steht im Mittelpunkt der hippotherapeutischen Behandlung.

Therapeutikum. Menschen lernen zunehmend auch einzigartig angelegte Eigenschaften von Pferden zur Behandlung von Erkrankungen und zur Rehabilitation anzuwenden.

„Urverständnis" als Grundlage des therapeutischen Einsatzes

Während einer Entwicklung, die vor wahrscheinlich 3,9 Milliarden Jahren auf der Erde ihren Anfang nimmt, führten Anpassungen an die Lebensräume zu einer Reihe von Ähnlichkeiten in Anatomie und Physiologie der Lebewesen. Diese sogenannten Homologien, die neben den anderen höheren Säugern auch Mensch und Pferd miteinander teilen, spiegeln sich in verschiedenen Körperorganen wider. Aus diesem Sachverhalt leitet Carl Klüwer eine Theorie zur Erklärung des

"Urverständnis" als Grundlage des therapeutischen Einsatzes

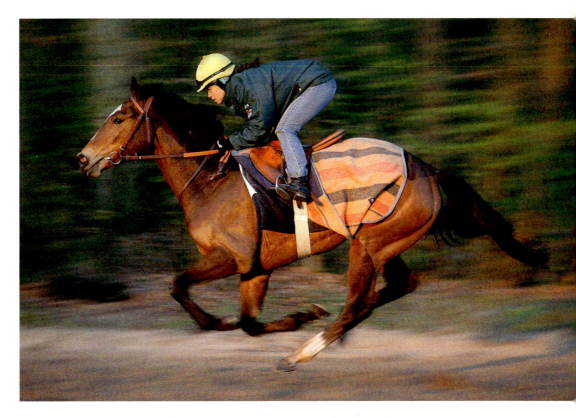

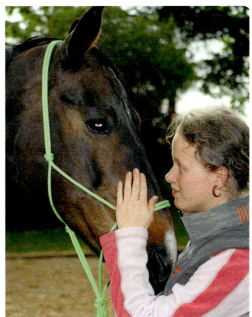

Oben:
Spektakulär – die waghalsige Schnelligkeit von Pferd und Reiter.

Rechts:
Eine zärtliche „Unterhaltung" zwischen Mensch und Pferd.

Rechte Seite:
König Wilhelm I. von Württemberg verewigt auf seinem stolzen Ross.

Soziale Eigenschaften

Die Entwicklung einer **verständigen** Beziehung, die sich aus der Situation des Gegenüber Mensch-Pferd ergeben kann, wird im Heilpädagogischen Reiten und Voltigieren sowie beim Einsatz des Pferdes in Psychiatrie und Psychotherapie genutzt. Aber auch bei der Hippotherapie hat sie eine bedeutende Stellung inne.

Urverständnisses ab. Die Überlegung beleuchtet das Verständnis zwischen Mensch und Pferd, welches die therapeutische Arbeit überhaupt möglich macht. Unter dem Verständnis könnte die Fähigkeit des Menschen verstanden werden, sich Pferden, trotz Größe und Verschiedenartigkeit, so verbunden zu fühlen, dass es ihnen leicht fällt, diesen Tieren gegenüberzutreten oder sich von ihnen tragen zu lassen.

Die Behandlung knüpft besonders daran an, dass Menschen Übereinstimmungen zwischen ihrer Person und dem Tier Pferd feststellen und eigene Verhaltensweisen am Pferd abgebildet wieder finden. So ergibt sich, dass nicht die Angst vor einem großen Tier das Verhältnis zu ihm bestimmt, sondern dass ein individuelles Maß an Vertrautheit eine geeignete therapeutische Arbeitsgrundlage bildet.

Das Pferd auf der anderen Seite versteht den Menschen, so die gegenwärtige Einschätzung der Verhaltensforschung, als **Sozialpartner**. Aufgrund seines artgemäßen Sozialverhaltens als Herdentier weist ein jedes Pferd dem Menschen, der mit ihm in Kontakt tritt, eine ranghöhere, -gleiche oder -niedrigere Position zu oder ordnet ihn als Feind ein.

Diese Gemeinsamkeiten im **äußeren** und **inneren Bauplan**, die auf der Abstammung beruhende Verwandtschaft, findet sich demnach in verschiedenen gemeinsamen **Verhaltens- und Reaktionsmustern** wieder. So kann beispielsweise das Hängen lassen des Kopfes in einer ungünstigen Stimmungslage sowohl beim Menschen als auch beim Pferd sichtbar werden. Für einen Menschen, dem diese Verhaltensweise als vertraut auffällt, bietet der persönliche Eindruck – als ein Resultat der Ur-Verwandtschaft – Anknüpfmöglichkeiten für Annäherung, Bekanntschaft und unter entsprechenden Umständen, einer Be-

Verständigungsebene

Sofern die Autorität des Therapeuten für das Pferd entsprechend einzuordnen ist, entsteht eine gemeinsame Plattform der Verständigung, auf der das ausgebildete Pferd als Sozialpartner in therapeutische Arbeitsbereiche integriert werden kann.

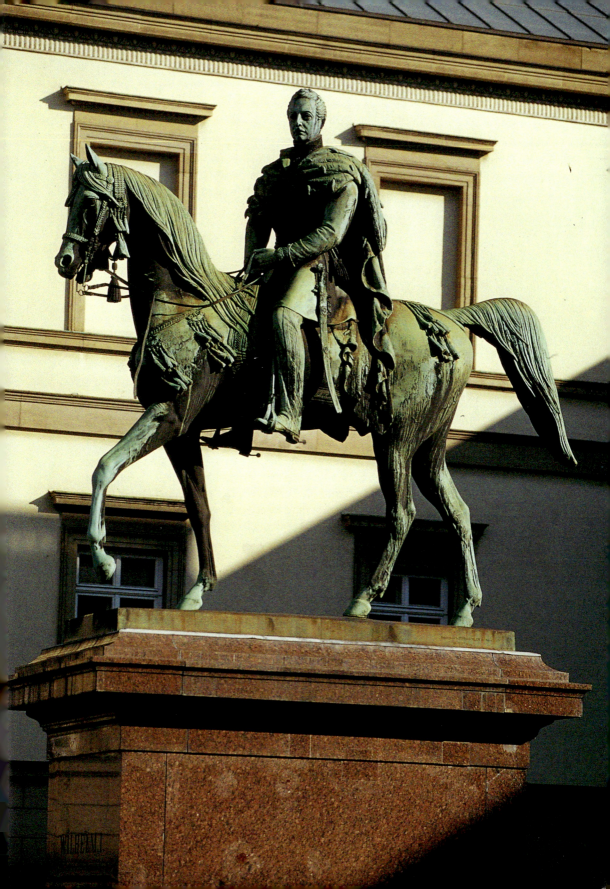

> **Hinweis**
>
> Jedes Pferd, das zur Therapie eingesetzt wird und gesund bleiben soll, benötigt seinerseits ein zugeschnittenes Ausgleichstraining, um den Anforderungen gewachsen zu sein, die der Arbeitsalltag mit kranken Menschen verschiedenster Ausprägungen mit sich bringt.

ziehungsgestaltung. In der praktischen Arbeit mit dem Pferd in Psychiatrie und Psychotherapie beispielsweise, liefert genau dieses **Wiedererkennen** eigener Stimmungslagen am Pferd Ansatzpunkte für therapeutische Gespräche.

Erklärungsmodell zum Urverständnis zwischen Mensch und Pferd
Die Grundlage für diesen Erklärungsversuch erdachte Carl Klüwer 1994 in einem Team von Fachleuten verschiedener Profession. Von zentraler Bedeutung in diesem Modell ist das Urverständnis zwischen Mensch und Pferd. Die Wissenschaftler versuchen die Entstehung von Verbundenheitsgefühlen zwischen Menschen und anderen Säugetieren zu erklären. Die Silbe „Ur" soll darauf hinweisen, dass der Prozess, der zu diesem Verständnis führt, über einen Entwicklungszeitraum von Milliarden Jahren reicht. Das „Urverständnis" ist das Fundament für die gemeinsame Arbeit mit dem Pferd in allen Therapiebereichen.

Klüwer und sein Team nehmen an, dass aufgrund urverwandtschaftlicher, unwillkürlicher Empfindungen ein Anhalt für die Vertrauensbasis in der therapeutischen Arbeit erwachsen sein könnte. Sie betrachten dafür körperbauliche und Lebensvorgänge betreffende Gemeinsamkeiten und setzen sie anhand anatomischer Vergleiche, Schemata zum Verhalten, der Wahrnehmung und Verarbeitung von Sinnesreizen sowie einem Kommunikationsmodell miteinander in Beziehung.

Anatomisch-physiologische Eigenschaften. Neben domestizierenden Einflüssen, der Ausbildung und individuellen Eignung als Therapiepferd werden nachfolgend dargestellte Gemeinsamkeiten von Mensch und Pferd als Faktoren für das „Urverständnis" im therapeutischen Nutzenverhältnis vermutet.

"Urverständnis" als Grundlage des therapeutischen Einsatzes

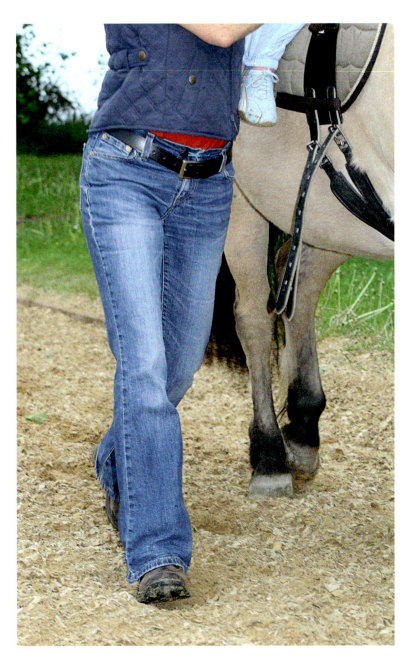

Die Homologie der Beine des Menschen und Hintergliedmaßen beim Pferd: Hüfte, Knie, Sprunggelenk, Zehe.

> **Entwicklungsgeschichtliche Gemeinsamkeiten höherer Säugetiere**
>
> - Entsprechungen von Teilen des Gehirns wie ein evolutionär entstandener Schichtenaufbau
> - Homologien der Skelett- und Muskelsysteme zum Beispiel der Vorderfußwurzel und Hand
> - Instinktausstattung wie der Informationsfluss im instinktgesteuerten Verhalten
> - Neurobiologische Grundlagen des Lernens wie beispielsweise die Verarbeitung der Grundwahrnehmung
> - Gemeinsamkeiten in der Raumorientierung durch die anatomische Struktur des Innenohrs mit Bogengängen

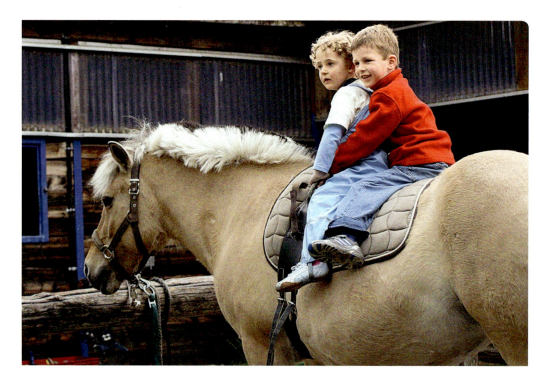

Das Pferd nimmt etwas wahr, ohne den Kopf zu bewegen. Nur das Ohr wendet sich in die Richtung, während die zwei Kinder den Kopf ganz dorthin drehen.

Körperlich-sinnliche Entwicklungsmerkmale von Mensch und Pferd im Vergleich

Pferde sind vor allem als Fluchttiere angelegt, während beim Menschen eher Strukturen zur Abwehr ausgeprägt sind.

- **Skelettsystem**: Größe, Proportionen, Gewicht, unguligrade Fußung, Zehenspitzengänger, Verlauf Gliedmaßenachse zu Zehen: Unpaarzeher; der Mensch ist ein Sohlengänger und fußt plantigrad.
- **Statik des Bewegungsapparates**: In sich ausgewogenes System der Bogensehnenbrücke, Gliedmaßen haben Stützfunktion, tatsächlich ist der Rumpf an den Gliedmaßen aufgehängt; Mensch geht aufrecht.
- **Körpertemperatur**: rektal im Ruhezustand: 37,8 Grad Celsius; Fohlen: 38 Grad (in der vergleichsweise erhöhten Körpertemperatur spiegelt sich die Anlage zum stets fluchtbereiten Tier wider). Die Körpertemperatur des Menschen liegt im Normalbereich zwischen 35,8 und 37,2 Grad Celsius.
- **Haut**: Duftdrüsen haben bei beiden mannigfaltige Funktionen im Sozialverhalten.
- **Sehsinn**: Pferde sind Bewegungsseher. Sie übertreffen den Menschen im Wahrnehmen kleiner Bewegungen, übersehen ruhende Gegenstände oft, verfügen über ein kleineres gemeinsames Gesichtsfeld der Augen, aber einen größeren Rundumblick als der Mensch.
- **Ohr**: beim Pferd wesentlicher Bestandteil des mimischen Ausdrucks der Stimmungslage; Hörbereich ca. 50.000 Hertz; beim Menschen zwischen 16.000 und 20.000 Hertz.

Grundrichtungen der medizinisch-therapeutischen Nutzung des Pferdes

Hippotherapie, Heilpädagogisches Reiten, Therapie mit dem Pferd in Psychiatrie und Psychotherapie teilen einen Grundaufbau. An diesen wird, entsprechend der Bedürfnisse des Patienten, die therapeutische Arbeit angepasst. Alle Zweige der Therapie mit Pferden werden in der Regel nicht ausschließlich angewendet, sondern sind als **Ergänzungen** der Behandlung mit anderen **medizinischen Heilverfahren** zu betrachten. Außerdem schließen sie sich nicht gegenseitig aus, die Eigenschaften des Pferdes kommen in jeder der Therapierichtungen zum Tragen und so können sich durchaus Überschneidungen und auch synergistische Effekte ergeben.

Die verschiedenen Therapien mit dem Pferd als Helfer sind immer gekennzeichnet durch drei „Teilnehmer", die in einem sogenannten **Therapeutischen Dreieck** repräsentiert sind. Diese müssen, um zum Therapieerfolg zu kommen, im Zusammenspiel aufeinander eingehen

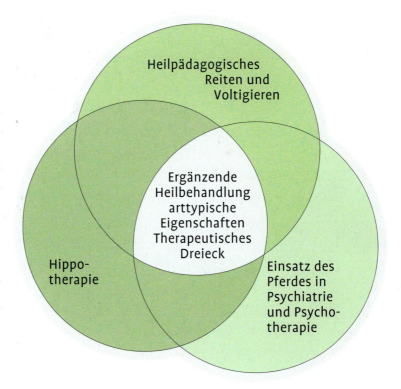

Die Gemeinsamkeiten der Therapien mit Pferden.

Grundrichtungen der medizinisch-therapeutischen Nutzung des Pferdes 17

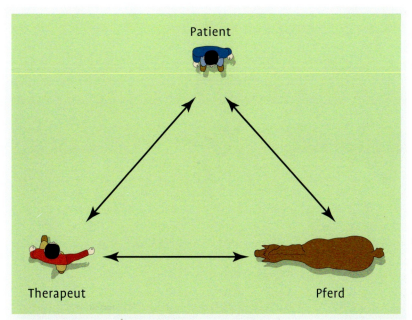

Patient, Pferd und Therapeut im therapeutischen Dreieck.

Im therapeutischen Dreieck ergeben sich Wechselwirkungen im Zusammenspiel aller drei Teilnehmer.

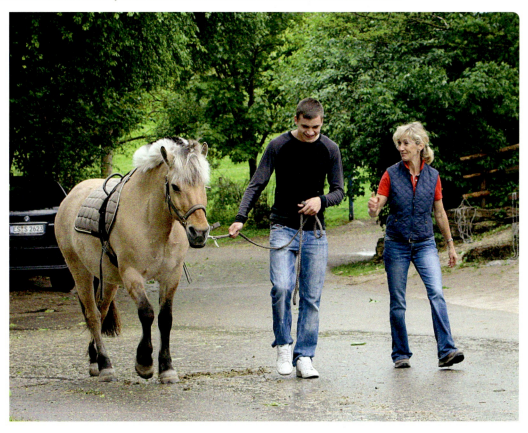

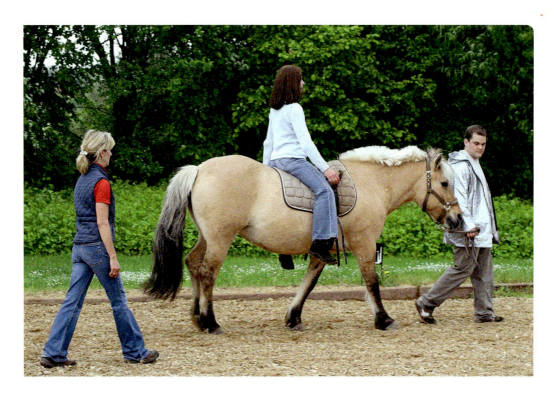

In der Hippotherapie wird das Pferd in abgegrenzter Umgebung im Schritt geführt.

und sich aneinander anpassen. In der Praxis werden vor allem bei der Hippotherapie und im Bedarfsfall auch bei den anderen Therapieanwendungen weitere Personen die Behandlung sichernd unterstützen.

Charakterisierung der Therapiearten

Die einzelnen Therapien bauen auf die gemeinsamen Grundstrukturen auf. Die drei Heilverfahren lassen sich kennzeichnen nach therapeutischem Ziel, Therapieinhalt, Zielpersonen, empfohlenen, aber nicht zwingenden Voraussetzungen, die Therapeuten erfüllen können und den Eigenschaften, die das Therapiepferd zur Eignung für die sichere Nutzung bei einer Heilbehandlung mitbringt. Ein gemeinsames Ziel aller Therapiearten ist die **sensorische Integrationsarbeit** mit dem Pferd, deren Bedeutung ab Seite 78, zum Heilpädagogischen Reiten und Voltigieren vorgestellt wird.

Unterscheidung der Nutzungszweige nach den Therapieinhalten		
Hippotherapie	Heilpädagogik	Psychiatrie und Psychotherapie
Reiten als krankengymnastische Übungsbehandlung mit neurologischen und orthopädischen Patienten	Erzieherische Führung von meist verhaltensgestörten Kindern und Jugendlichen steht im Vordergrund	Wahrnehmungen, Handlungen und Reiterfahrungen werden psychotherapeutisch aufgearbeitet

> **Hinweis**
>
> Taktrein ist der Schritt, wenn die Zeiträume zwischen dem Ab- und Auffußen der einzelnen Hufe gleich sind. Für die Kräfte, die das Pferd mit dem Bewegungsablauf auf den Reiter überträgt, ist eine großräumigere Schrittlänge gut einzusetzen und „dosierbar". Das heißt, die Schrittlänge und -frequenz kann durch Signale des Führenden verkürzt, beschleunigt, verlängert oder anderweitig verändert werden.

Die Arbeitsgrundlage der Hippotherapie, die auf neurophysiologischen Erkenntnissen beruht, ist die Stimulierung der **Sensomotorik** des Patienten. Diese wird durch die Vorwärtsbewegung des Pferdes gewährleistet. Dadurch wird der Patient zum ständigen aktiven Aufrechterhalten des labilen Gleichgewichts veranlasst.

Damit diese Bewegungsabläufe in der Hippotherapie für den Patienten wirksam werden können, ist ein Pferd erforderlich, dessen Grundgangart Schritt taktrein, rhythmisch und raumgreifend ist und das eine hohe Empfindsamkeit besitzt.

Beim **Heilpädagogischen Voltigieren und Reiten** liegen die Schwerpunkte der Behandlung hauptsächlich in den sozialen Erfahrungen, die den Teilnehmern vermittelt werden. Die wichtigste Eigenschaft, die ein Pferd dazu mitbringt, ist die Empfindsamkeit. Wenn sich diese in einem ausgeglichenen, gemütsstarken Sozialverhalten des Therapiepferdes spiegelt, kommt dies der Arbeit und dem Kontakt mit vornehmlich jungen Menschen und Kindern zugute. Das Sozialverhalten des Pferdes kann in drei Hauptverhaltensweisen kohäsiv, repulsiv und attraktiv unterteilt werden (siehe ab Seite 19). Da beim Heilpädagogischen Reiten und Voltigieren in unterschiedlichen Gangarten gearbeitet wird, ist eine Grundausbildung des Pferdes zur sicheren Nutzung solider Gänge eine wichtige Vorbedingung.

Die Bandbreite der Nutzung beim Einsatz des Pferdes in **Psychiatrie und Psychotherapie** reicht von Einzel- und gemeinsamen Übungen bis zu Übungen in der Herde, von der Halle über den Sandplatz bis zu Geländeübungen.

Für die Fähigkeiten, die ein Pferd dazu benötigt, gilt Ähnliches wie beim Heilpädagogischen Voltigieren und Reiten. Der Einsatz ist

Unterscheidung der Nutzungszweige nach den Zielpersonen oder -gruppen		
Hippotherapie	Heilpädagogik	Psychiatrie und Psychotherapie
Anwendung bei neurologischen, neuropädiatrischen, orthopädischen Krankheitsbildern	Anwendung bei individuellen Störungen der körperlichen, seelischen und sozialen Entwicklung und/oder des Verhaltens	Anwendung bei Psychosen, depressiven Syndromen, Persönlichkeitsstörungen, neurotischen Verhaltensstörungen

Grundrichtungen der medizinisch-therapeutischen Nutzung des Pferdes

Unterscheidung der Nutzungszweige nach den therapeutischen Zielen		
Hippotherapie	Heilpädagogik	Psychiatrie und Psychotherapie
Bewegungstherapie	Der Mensch soll ganzheitlich angesprochen werden, eine günstige Beeinflussung des Befindens soll erreicht werden	Überwindung von Ängsten oder Angst und Aufbau von Vertrauen, soziales Lernen, Vermittlung von Erfolgserlebnissen

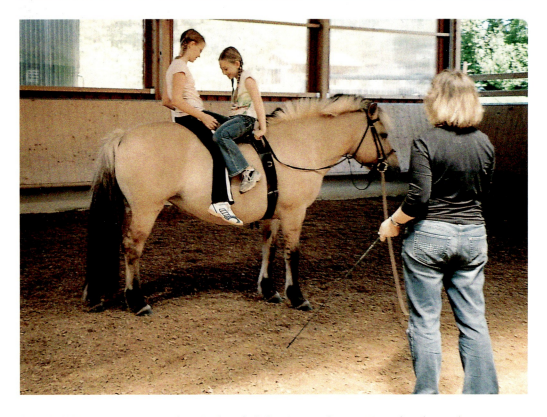

Beim Heilpädagogischen Voltigieren üben Jugendliche beispielsweise die Bildung gemeinsamer Figuren auf dem Pferd.

von dem Sachverhalt bestimmt, dass es Menschen besonders am Pferd gelingt, **Gefühlszustände** zu beschreiben, die sie bei dem Tier in seinen wesenseigenen Verhaltensweisen in Verbindung mit dem artgemäßen Sozialverhalten abgebildet erkennen. So finden sich eigene Stimmungslagen und Gefühlszustände im Vergleich mit den Sozialverhaltensweisen des Pferdes wieder und den sozialen Verhaltensweisen kommt, nicht immer, aber häufig in Verbindung mit dem Reiten, große therapeutische Bedeutung zu.

Das Reiten vermittelt jetzt vor allem den Zustand des passiven Getragenwerdens zum Fassen oder auch Kennenlernen eines Urvertrauens. Daraus kann folgen, dass beim Umgang mit dem Pferd und Reiten innerhalb der therapeutisch bestimmten Übung, Gefühle zur

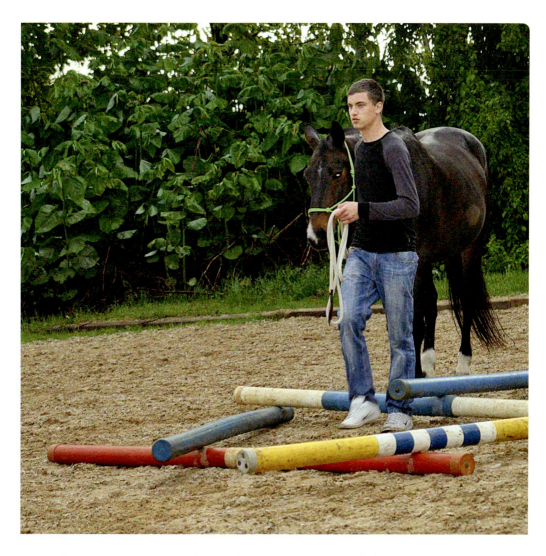

Einsatz des Pferdes in der klinischen Psychotherapie. Das Überqueren eines „Stangensalates" stärkt die Durchsetzungskraft des Patienten.

Lösung kommen, die zu einer Klärung oder Stimmung des persönlichen Bildes weiterführende Ansätze beitragen können.

Kostenübernahme und Einführung als ergänzende Heilbehandlung

Die gesamte Arbeit mit dem Pferd in der Therapie fußt bisher auf persönlichen Einschätzungen, Erfahrungen und Vermutungen fachlich interessierter Personen und Organisationen und deren voranschreitender Forschungsarbeit. Daraus ergeben sich immer wieder engagierte Versuche mit entsprechenden Versuchsanordnungen als Grundlage, um die medizinische Wirksamkeit zu belegen. Dazu erforderlich wären Aussagen, die aus wissenschaftlich fundierten

Unterscheidung der Nutzungszweige nach den Ausbildungsschwerpunkten des Therapeuten		
Hippotherapie	Heilpädagogik	Psychiatrie und Psychotherapie
In der Regel erfüllte Voraussetzungen: Abgeschlossene pädagogische, sozialpädagogische oder psychologische Berufsausbildung, Abschluss der Übungsleiterebene, abgeschlossene Ausbildung zum/r Reittherapeutischen Assistent/in, Betriebspraktikum	**Empfohlene Voraussetzungen:** Basisausbildung Reittherapeutische Assistent/in, Praktikum in anerkanntem Betrieb, Erste Hilfe Kurs, Abgeschlossene pädagogische oder psychologische Berufsausbildung, Abschluss der Übungsleiterebene oder 80 Stunden Praktikum verteilt auf zwei Betriebe.	**Empfohlene, nicht zwingende Voraussetzungen:** Medizinischer, pflegerischer, therapeutischer oder psychologischer Berufsabschluss, einjährige Praxis in einem dieser Berufsbilder
Ausbildung: Vermittelt werden theoretische und praktische Kenntnisse und Fertigkeiten zur physiologischen Anwendung des Reitens ein Jahr und 200 Unterrichtseinheiten	**Ausbildung:** Reittherapeutische/r Assistent/in 125 Unterrichtseinheiten, dann Aufbaustufe zur/m Reittherapeut/in 200 Unterrichtseinheiten in praktische und theoretische Seminare unterteilt	**Ausbildung:** in der Schweiz: Lehrgang über 17 Tage verteilt in Einführungskurs, Lehrgang I und II, dazwischen liegt ein Betriebspraktikum von mindestens 15 Therapieeinheiten
Ausbildung: schriftlich und mündlich	**Ausbildung:** Hausarbeit und Prüfungsgespräch	**Ausbildung:** jeweils nach den einzelnen Ausbildungsteilen, wenn diese mit Erfolg absolviert sind, eine schriftliche Arbeit als Abschluss
Abschluss: Hippotherapeut/in	**Abschluss:** Reittherapeut/in, Urkunde	**Abschluss:** Reittherapeut/in

Informationen, das heißt vergleichbaren, stichhaltigen und einer entsprechenden Anzahl von Daten gewonnen werden. Eine Forschung, die solche Daten liefern kann, wird auf breiter Basis bisher nicht durchgeführt und finanziert.

Hippotherapie

Die Bemühung um Kostenübernahme hat bisher nur in Einzelfällen für die Hippotherapie Erfolg. Die Anträge an die Krankenkassen sind dann entsprechend entworfen und vielseitig begründet.

Mehrere Entscheidungen von Krankenkassen und anderen Leistungsträgern, die Kosten für Hippotherapie nicht zu übernehmen, wurden von Betroffenen eingeklagt und gelangten bis vor das Bundessozialgericht. In jedem der Fälle wurde der Beklagte in dieser Instanz zur Übernahme der Kosten verurteilt. Solche Fälle, zusammengestellt von Gerlinde Hoffmann, sind nachzulesen im Sonderheft Hippotherapie, 1996.

Die letzte Entscheidung zur Kostenübernahme für Hippotherapie stammt aus dem Jahr 2006. Bisher ist sie nicht in den Katalog der anerkannten Heilmittel aufgenommen worden und somit lehnen Krankenkassen die Kostenübernahme auf Anfragen hin weiter ab.

Heilpädagogisches Reiten und Voltigieren
Die Kosten für das Heilpädagogische Reiten und Voltigieren werden aufgrund des § 35 Kinder- und Jugendhilfegesetz, 8. Sozialgesetzbuch, als Erziehungshilfe und auch als Hilfe in besonderen Einzelfällen von Jugendämtern übernommen. Immer wieder findet sich die heilpädagogische Arbeit mit Pferden als integrierter Teil in Tagesstätten und anderen Einrichtungen, die für betroffene Kinder, Jugendliche und mitunter auch Erwachsene dieses Angebot bereitstellen. Die Honorare der Fachkräfte, die in diesen Bereichen mit den Kindern, Jugendlichen und Erwachsenen der Einrichtungen arbeiten, werden von Jugendämtern geleistet.

Einsatz von Pferden in Psychiatrie und Psychotherapie
Dieser ist der jüngste und am wenigsten etablierte Zweig der therapeutischen Arbeit mit Pferden. Ihr Einsatz in Psychiatrie und Psychotherapie findet sich vor allem in klinische Strukturen eingegliedert. Die Kostenübernahme durch Krankenkassen in Einzelfällen ist nicht gegeben und da bisher die Forschungsergebnisse zu diesem Bereich ungenügend sind, wird diese durch entsprechende Leistungsträger auch vergleichsweise schwer zu erreichen sein.

Zukunftsperspektiven
Die Entwicklung der therapeutischen Arbeit erbringt breitflächig bis auf internationaler Ebene eine große Menge von Daten. Diese lassen Interessenschwerpunkte erkennen. Klar ersichtlich daraus ist, dass viele Laien, Pferdefreunde, Professoren, Ärzte und professionelle Fachkräfte und auch Reitsportler einer Ansicht sind: Pferde besitzen Eigenschaften, die dem Menschen wohl tun und in der therapeutischen Arbeit heilsame Wirkungen entfalten können.

Doch im Anschluss daran wird eine häufig gefühlsbetonte Diskussion darüber geführt, was ein Pferd dabei leisten kann und warum. Eine Grundlage und Zielsetzung muss es sein, standardisierte, international anerkannte Methoden zu finden, um Vermutungen und Theorien zu überprüfen, zu beweisen oder zu widerlegen. Eine klare Übernahme des Pferdes als therapeutisch-ergänzendes Hilfsmittel in die Medizin würde dann wahrscheinlicher. Auf dieser Basis anerkannte Ergebnisse könnten einen Rahmen für allgemein gültige Empfehlungen bilden und Anträge auf Kostenübernahme unterstützen.

Bis die therapeutische Behandlung mit Pferden vielleicht als Heilmittel aus medizinischer Sicht akzeptiert wird, gilt es bei der Erfor-

Faktoren, die bei der Auswahl des geeigneten Therapiepferdes zu berücksichtigen sind.

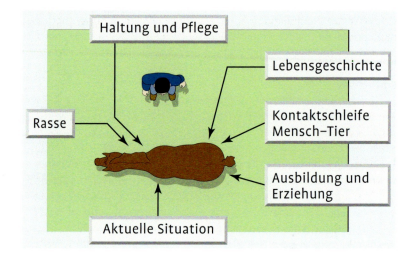

schung noch viele und sicherlich auch unbekannte Wirkungskreise einzukalkulieren. Dazu sind noch Bemühungen auf vielen verschiedenen Ebenen nötig.

Das geeignete Pferd

Zum großen Teil gehen die zahlreichen Pferderassen auf menschliche, nutzungsorientierte Zuchtbemühungen zurück. Heute steht dem kräftigen, schweren Arbeitspferd, das im beginnenden 20. Jahrhundert den Pflug des Bauern über die Felder und in Kriegszeiten die Kanonen zog, das „Deutsche Reitpferd" gegenüber. Die Zuchtverbände setzen auf ein edles, großliniges, korrektes Reitpferd mit schwungvollen, raumgreifenden, elastischen Bewegungen, das sich aufgrund seines Temperaments, Charakters und seiner Rittigkeit für Reitzwecke jeder Art eignet.

Trotzdem ist man bemüht, bei der Paarung eine entsprechende Eignung zu verstärken und der Nachfrage mit einem passenden Angebot entgegenzukommen. Insofern ist es nicht ausgeschlossen, dass es Rassen gibt, die bevorzugt zur Therapie eingesetzt werden können. So sind beispielsweise immer wieder Haflinger und Norweger in den Bereichen Heilpädagogisches Reiten und Voltigieren sowie beim Einsatz in Psychiatrie und Psychotherapie anzutreffen. Vor allem in der Hippotherapie sind diese beiden Rassen nicht wegzudenken, weil die Sicherung des Patienten auf einem größeren Pferd schwieriger ist.

Ein speziell für therapeutische Zwecke gezüchtetes Pferd, eine „Therapie-Rasse" gibt es jedoch nicht. Erfahrungsgemäß, so die Ansicht der Experten, sind es andere Kriterien als die der Rasse, die ein Pferd für eine Therapieform verwendbar machen. Da überdies die vielseitige Nutzungsmöglichkeit eines Reitpferdes im Mittelpunkt der züchterischen Bemühungen steht, ist für die einzelnen Therapien eine Auswahl aus dem bestehenden und durchaus breitgefächerten Grundangebot möglich.

Grundlegende Qualitäten
Es wird immer verständige Pferdeleute geben, die aufgrund ihrer persönlichen Erfahrungen schnell das Wesen eines Pferdes durch einen Blick in seine Augen und auf seine Gesamterscheinung einschätzen können. Aber auch weniger Pferdeerfahrene können durch Beobachtung der Tiere ein Bild über ihre Wesensmerkmale erhalten.

Die Auswahl eines Pferdes für therapeutische Zwecke könnte sich am Grundsatz für züchterisches Verhalten von Graf Georg Lehndorff aus dem 19. Jahrhundert orientieren, der erklärte, dass beim Pferd die äußere Gestalt im Grunde nur das vermittelnde Glied sei und sein eigentlicher Daseinszweck auf einem ganz anderen Gebiete liege: „nur seine **dynamischen** und **geistigen Fähigkeiten** bestimmen seinen Wert".

Besonders im therapeutischen Einsatz sind diese Merkmale neben der **Rittigkeit** unbedingte Voraussetzung für die Nutzung. Die inneren Eigenschaften des Therapiepferdes wie ein ausgeprägtes **Einfühlungsvermögen** verbunden mit **Gehorsam**, gewährleisten die Sicherheit, die für den Erfolg der Therapie nötig. Denn während der Behandlung kommt es zu körperlichem Kontakt zwischen Menschen, deren Gesundheit beeinträchtigt ist und einem großen und sehr kräftigen Tier.

Ein solches „Empfindsamkeits-Merkmal" ist schwer, wenn überhaupt an eine Pferderasse zu binden. Die inneren Eigenschaften zeigen sich im persönlichen Umgang mit dem Tier. Sie werden durch die Umwelt entscheidend mitgeprägt nach dem Grundsatz: Genotyp und Umwelt ergeben den Phänotyp. Anders ausgedrückt ergeben erbliche Eigenschaften im Zusammenwirken mit der Umwelt das Erscheinungsbild des Individuums in der Gegenwart. Der Begriff Umwelt umfasst alle äußeren Einflüsse, die im gesamten Lebenslauf des Pferdes gewirkt haben und wirken.

Das **Alter** der Tiere spielt bei den einzelnen Verwendungsarten eine untergeordnete Rolle. Als Ausnahme setzt man in der Hippothe-

> **Quereinsteiger**
>
> Ein Therapiepferd kann aus der Zucht, aus einem Rennstall oder einer anderen Gebrauchsrichtung kommen. Für den Therapieerfolg ist dies nicht entscheidend. Eine Ausnahme bildet die Hippotherapie, bei der die Gangart Schritt die therapeutisch wesentliche Maßnahme ist und nicht alle Pferde über die passende Bewegungsqualität verfügen.

rapie bevorzugt ein nicht zu altes Pferd ein, um Verschleißerscheinungen zu vermeiden, die den Bewegungsfluss des Tieres einschränken würden.

Die inneren Eigenschaften

Zuneigung zum Menschen ist bei einem Pferd vorhanden oder nicht und wäre in diesem Zusammenhang als eine unkomplizierte Bereitschaft zur Zusammenarbeit in einem therapeutischen Team zu verstehen. Das heißt, dass die Pferde die Übungseinheiten so ausführen, dass der Behandelte lediglich die therapeutisch erwünschte Spannung erfährt. In der praktischen Alltagsarbeit zeigt sich diese Zusammenarbeit beim Stillstehen, Führen, Ausführen von Anweisungen zum Halten, Gehen, Tempowechseln und so fort, sowohl auf stimmliche als auch körperliche Signale des Anweisenden hin.

Aufmerksamkeit. Unter Aufmerksamkeit darf man sich ein waches Pferd vorstellen, das in der Lage ist, seine Umgebung angstfrei zu „betrachten". Das Pferd als Fluchttier ist ein Bewegungsseher. In einer therapeutischen Behandlung ist es aufgefordert, ungewöhnliche Bewegungen, die es vielleicht erschrecken, mit Ruhe zu parieren. Beispielsweise trägt das Pferd in der Hippotherapie auch Menschen mit sehr unruhigen Bewegungen oder in der Heilpädagogik muss es Berührungen aushalten, die durch Unsicherheit geprägt unabsichtlich zu stark ausfallen und trotzdem ruhig und konzentriert weitergehen. Aufmerksamkeit wäre also die innere Eigenschaft, die das Pferd befähigt, die Hinweise der Menschen, von denen es während der Arbeit umgeben ist, so zu unterscheiden und einzuordnen, dass eine sichere Situation entsteht. Dies ist eine schwerwiegende Grundbedingung für jeden therapeutischen Einsatz.

Neugier/Erkundungsverhalten. Bei gesunden Pferden ist häufig zu beobachten wie sich viele Einzeltiere einem unbekannten Geschehen in Sichtweite aufmerksam zuwenden. Sofern das Ereignis vom Leit- oder auch Einzeltier als nicht gefährlich eingeschätzt wird, kommen sie sanftmütig, sehr gerne näher, um die Neuigkeit zu erkunden, indem sie diese betrachten, betasten und beriechen.

Kommunikationsbereitschaft. Ein kommunikationsbereites Pferd reagiert mit Hilfe körperlich und stimmlich gestalteter Ausdrucksmöglichkeiten wie etwa Ohrenspiel, Schnauben oder Zuwendung des Kopfes auf Ansprache.

Sensibilität. Beschrieben, aber nicht wissenschaftlich belegt, ist das Gespür von Pferden für die Schwächen und Stärken von Menschen. Ein gut geschultes Pferd erkennt den Menschen als ranghöheres

> **Hinweis**
>
> Für die therapeutische Arbeit günstige innere Eigenschaften des Pferdes sind – Aufmerksamkeit, Neugier, Kommunikationsbereitschaft, Sensibilität, Rücksichtnahme – im stimmigen Zusammenwirken.

Das geeignete Pferd 27

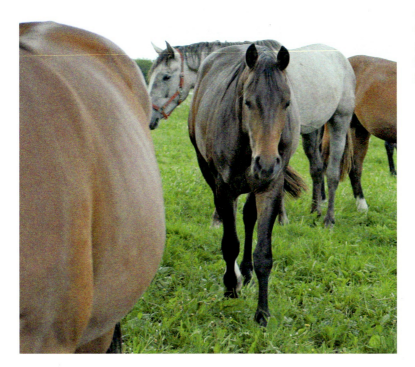

Ein Pferd der Herde hat Ungewöhnliches am Zaun bemerkt und kommt neugierig näher, um es zu erkunden.

Wesen, wenn er ihm dies durch seine Körpersprache signalisiert. Im Kontakt mit physisch oder psychisch erkrankten Menschen dagegen, die erschöpft oder gar gebrechlich wirken, erkennt das sensible Pferd die damit verbundenen Schwächen. Es verhält sich einer solchen Person gegenüber beispielsweise genauso wie einem schutzbedürftigen Fohlen innerhalb der Herde. Anhand der Signale, die der Mensch sendet, ordnet ihn das Pferd in seine soziale Hierarchie ein und ist fähig, entsprechend zu reagieren und mit ihm umzugehen.

Rücksichtnahme. Diese folgt aus dem Zusammenwirken der Eigenschaften Aufmerksamkeit, Neugierde/Erkundungsverhalten, Kommunikationsbereitschaft und Sensibilität.

Hinweis

In den verschiedenen Therapierichtungen können je nach Erfordernis und im Ermessen des therapeutischen Teams einzelne Elemente aus der Skala der Möglichkeiten des Pferdes, die es aufgrund seiner Eigenschaften und Ausbildung mitbringt, besonders betont eingesetzt werden. Gleichzeitig wirken die natürlichen, in der hippotherapeutischen Ausbildung modifizierten Merkmale des Pferdes bei jeder Behandlung indirekt mit.

Ein Pferd reagiert beim Führen durch ein Stangenlabyrinth aufmerksam, kommunikationsbereit und rücksichtsvoll auf Ansprache.

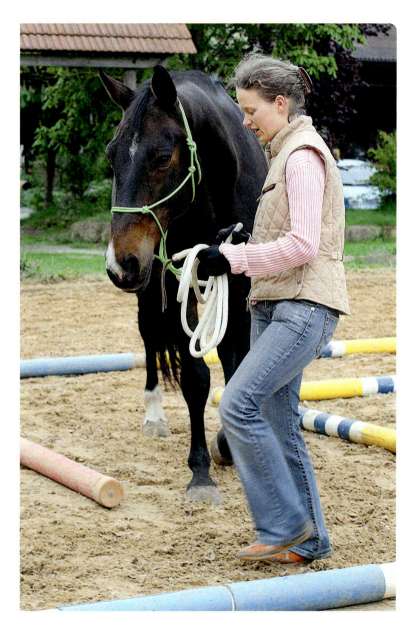

Soziale Verhaltensweisen von Pferden

Diese Verhaltensweisen der Pferde, genannt kohäsives, attraktives und repulsives Sozialverhalten, bieten neben den bisher genannten, weitere bestimmbare Anhaltspunkte zur Einordnung bei der Auswahl für die therapeutische Nutzung. Auch sie spiegeln die „Empfindsamkeit" wider, die eine Voraussetzung für die therapeutische Arbeit mit dem Pferd ist.

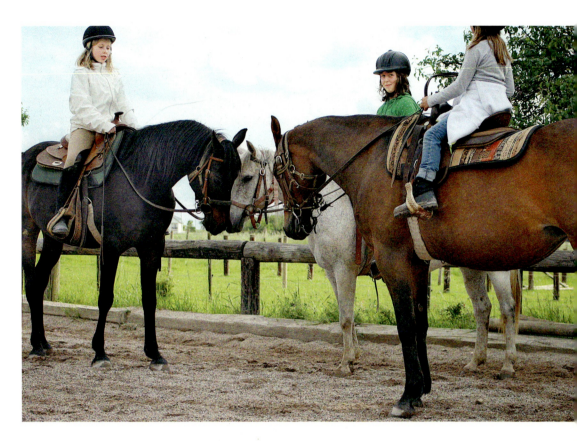

Attraktives Sozialverhalten – Pferde im Naso-Nasalkontakt.

Das Sozialverhalten ist bei jedem Pferd mehr oder weniger ausgeprägt. Je klarer die Eigenschaften bei den einzelnen Tieren sichtbar werden und je neugieriger und kontaktbereiter das Pferd erscheint, desto besser eignet es sich für die therapeutische Anwendung in den drei Therapiebereichen.

Im Unterschied zur Hippotherapie mit der Grundgangart Schritt als therapeutische Maßnahme werden beim Heilpädagogischen Reiten und dem Einsatz des Pferdes in Psychiatrie und Psychotherapie bevorzugt Pferde eingesetzt, die **Charaktertypen** darstellen. Die Charaktertypen spiegeln sich im Sozialverhalten wider.

Attraktives Sozialverhalten. Es fasst die freundlich wirkenden, anziehenden Verhaltensformen zusammen. Dazu zählt, dass ein Pferd ein anderes aufsucht, dass sich Pferde einander durch Wiehern begrüßen, das Aufnehmen von Naso-Nasalkontakt, das Belecken, die Geruchskontrolle und auch die Aufforderung zum Spiel.

Kohäsives Sozialverhalten. Es bezeichnet die Verhaltensformen, die den Zusammenhalt im Sozialverband stärken. Zu ihnen zählen das

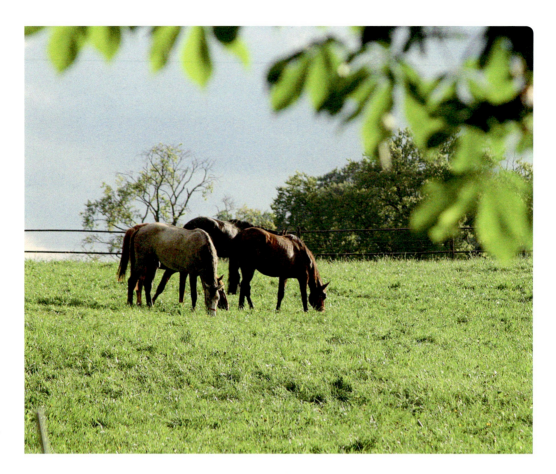

Kohäsives Sozialverhalten zeigt sich beispielsweise darin, dass die Pferde auf der Weide meist auch in kleinen Gruppen „aneinander kleben".

Zusammensein innerhalb der Herde, einander Folgen bei der Wanderung, Hüten der jüngeren Tiere in der Herde, Spiel der Fohlen und die gegenseitige Hautpflege.

Repulsives Sozialverhalten. Es dient der Wahrung der Distanz zwischen den einzelnen Pferden und zur Bestimmung der Rangordnung innerhalb der Herde. Mit repulsivem Sozialverhalten grenzen sich die Tiere, die dem Herdenverband angehören, durch zurückstoßende Reaktionen wie Schlagen, Angreifen, Vertreiben, Verfolgen, Weggehen, Melden und Kampf gegen von außen herantretende Umstände ab. In der Jugend eines Pferdes, die in der Haltung als Haustier um die Zeit des Absetzens von der Mutterstute beginnt, wird das repulsive Sozialverhalten im Spiel der Fohlen untereinander erprobt.

Die Eignung einschätzen
Jeder, der mit der Aufgabe betraut ist, ein Therapiepferd auszuwählen, wird sich mit der Gewichtung von ausgezeichneten Bewegungs-

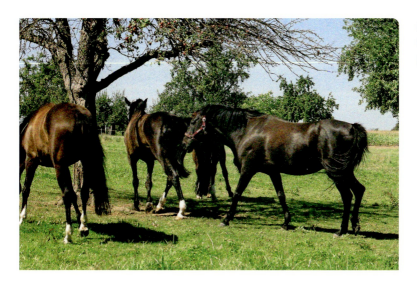

Repulsives Sozialverhalten wird mimisch und gestisch ausgedrückt.

abläufen und den inneren Eigenschaften auseinandersetzen. Das perfekte Pferd gibt es nicht. Im Zweifelsfall fällt die Entscheidung immer zugunsten der **Sicherheit des Patienten**. Unter Umständen sind dann Abstriche bei den äußeren Eigenschaften in Kauf zu nehmen, um damit sorgsam die Sicherheit für den Patienten zu gewährleisten.

Das Erkennen und das Einordnen der inneren Eigenschaften helfen dabei, die Eignung eines Pferdes als Therapiepferd einzuschätzen. Die Merkmale sind am gut sicht- und hörbaren Ausdrucksverhalten zu erkennen, denn die zu beachtenden Körperteile erzählen sozusagen eine Geschichte in Großschrift.

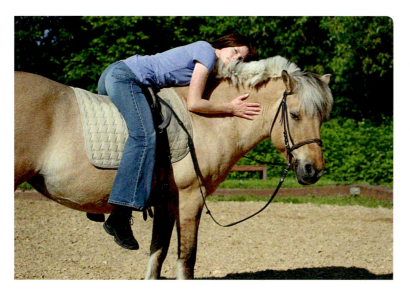

Aufmerksamkeit, Neugier und Erkundungsverhalten, Kommunikationsbereitschaft, Sensibilität, Rücksichtnahme des Therapiepferdes zeigen sich im Einsatz.

Während der Einordnung sollte man das gesamte Pferd innerhalb seiner Umgebung im Blickfeld behalten, denn diese bestimmt seine gegenwärtige Befindlichkeit mit. Um das Zusammenspiel ausdrücklicher Hinweise eines Pferdes dahingehend einzuordnen, ob es für die therapeutische Nutzung geeignet ist, benötigt der Betrachter Wissensgrundlagen aus den Bereichen (Klaus Zeeb, 1995 nach Heidrun Caanitz, 1996):
- Vergleichende Verhaltensforschung,
- der Verhaltensmöglichkeiten von Pferden,
- der ethologische Wechselbeziehungen zwischen dem betreffenden Einzeltier und seiner Umgebung und
- eine Befähigung zu einer Interpretation des Beobachteten in Kenntnis wissenschaftlicher Gesichtspunkte.

Ähnliche Vorkenntnisse empfiehlt die Laboratory Animal Science Association kurz LASA 1989 (nach Heidrun Caanitz 1996): zur Beurteilung der Befindlichkeit eines Tieres:
- Kenntnis des normalen Verhaltens und Aussehens der Tierart
- Kenntnis der tierarteigentümlichen, körperbaulichen (z.B. Knochenbau) und die Lebensvorgänge betreffenden Merkmale (z.B. Pulsschlag, Atemzüge pro Minute)

Sind Grundkenntnisse aus den beschriebenen Gebieten vorhanden, geben Art und Zusammenspiel der Bewegungen und Haltungen von Beinen, Ohren, Augen, Nüstern, Lippen, Zähnen, Rücken, Hals und Flankenatmung, unter Berücksichtigung der Gesamt- und gegenwärtigen Situation, Informationen sowohl über den Gemütszustand und den Gesundheitszustand als auch eine mögliche Eignung zum therapeutischen Einsatz.

Der Zeitpunkt der Betrachtung ist gut gewählt, wenn kein Ritual die Aufmerksamkeit des Tieres ablenkt wie etwa, dass in den kommenden 15 Minuten die Fütterung erwartet wird.

Beine. Sind die Beine in der gewohnten Umgebung ständig in Bewegung, während die gegenwärtige Situation ruhig ist und vom Pferd verlangt wird, dass es zur Ansicht auf allen vier Gliedmaßen steht, ist es nicht geeignet. Ein Therapiepferd muss ruhig und gleichgewichtig auf den vier Beinen stehen.

> **Hinweis**
>
> Das für die Therapie geeignete Pferd wendet seine Ohren und den Kopf, wenn es gestellt ist, entweder aufmerksam dem Betrachter zu oder der Person, die es anleitet.

Das geeignete Pferd 33

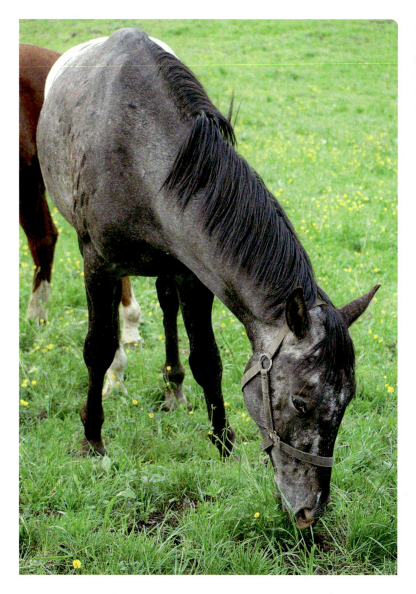

Die Pferdeohren zeigen leicht alarmierte Haltung an. Die Situation kann sich in verschiedene Richtungen entwickeln.

Augen, Ohren, Nüstern und Atmung. Bei der Einschätzung der Stimmungslage ist das Betrachten des Zusammenspiels dieser Sinnesorgane aufschlussreich.

Pferde können ihre **Ohren** rundherum in alle Richtungen drehen, um Gefahren zu orten. Sie sind die einzigen frei sichtbaren Sinnesorgane, die zudem deutliche Stimmungszeiger sind. Bei entspannter, aufmerksamer Stimmungslage sind die Ohrmuscheln der Quelle des Interesses zugewandt. Nimmt das Pferd eine beängstigende Situation wahr oder ist sehr ungehalten oder hält das Pferd es für erforderlich

In Ruhe sind die Nüstern des Pferdes normal geöffnet.

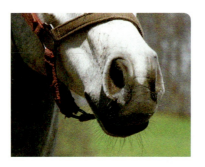

> **Hinweis**
>
> Ein zur Therapie nutzbares Pferd steht mit normal geöffneten Nüstern vor dem Betrachter. Es witternd interessiert auf das, was ihm von den unbekannten Menschen, zugetragen wird.

sich in Kampf- oder Fluchtbereitschaft zu versetzen, kneift es die Ohren sichernd nach hinten, in Richtung Genick gerichtet, schützend an den Kopf.

Das **Augenpaar** ist ebenfalls so angelegt, dass es dem Pferd bis auf einen kleinen Ausschnitt einen Rundumblick erlaubt und naturgemäß Bewegungen in diesem Sichtfeld besondere Aufmerksamkeit erlangen können.

Ein für die therapeutische Nutzung geeignetes Pferd wendet das Gesicht dem Betrachter oder dem Anleitenden zu und erfasst ihn mit ruhigem Auge. Es schaut nicht unruhig hin und her indem es die Augäpfel bewegt.

Die feinhäutigen und dadurch schnell weit dehnbaren **Nüstern** reagieren sehr sensibel und lassen den emotionalen Zustand des Pferdes erkennen.

Die **Atemfrequenz** und das **-volumen** zeigen sich an den **Flanken**. Ein ruhiges, gesundes Pferd atmet durchschnittlich zwölf Mal in der Minute. Mit dem Grad der Aufregung oder mit starker Anstrengung kann die Anzahl der Atemzüge maximal auf 80 bis 100 Atemzüge erhöht werden.

Deutlich am Pferd zu sehen ist, wenn es in der Umgebung aufregend wird. Der Pferdekörper stellt sich entsprechend ein. Sowohl Befürchtung als auch freudige Erregung äußern sich dann im Zusammenspiel der Sinnes- und Körperorgane durch: aufgestellte oder vorsorglich zurückgefaltete Ohren, offene Augen, geweitet witternde Nüstern; der ganze Kopf wendet sich, um die Neuigkeit zu erkunden, dem Sinnesorgan folgend, das zuerst die Quelle wahrgenommen hat. Die Flanken heben und senken sich aufmerksam angespannt.

> **Hinweis**
>
> Bei der Ansprache eines zur Therapie geeigneten Pferdes wird die ausgeglichene Atmung unauffällig bleiben. Zur genauen Beobachtung kann der Betrachter die flache Hand einige Zeit an der Flanke des Pferdes fühlend ruhen lassen und die Atemzüge mitzählen.

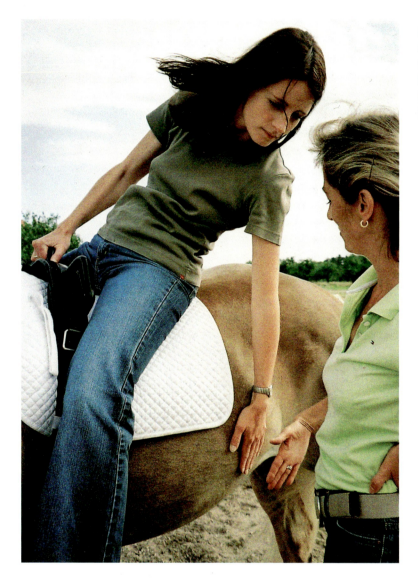

Die Wahrnehmung der Atembewegung findet sich auch als Übung beim Einsatz des Pferdes in Psychiatrie und Psychotherapie wieder.

Finden sich bei einem als Therapiepferd vorgestellten Tier diese Merkmale im Dauerzustand, dann ist es wahrscheinlich für eine andere Nutzungsrichtung besser geeignet.

Grundausbildung von Therapiepferden

Die Ausbildung und Ausbildungsschwerpunkte in den einzelnen Nutzungsrichtungen Hippotherapie, Heilpädagogisches Reiten und Voltigieren sowie Einsatz des Pferdes in Psychiatrie und Psychotherapie können in zwei Ausbildungsabschnitte unterteilt werden. Die Ausbildungsgänge können zeitversetzt erfolgen. Das heißt, der Aufbau einer therapeutischen Ausbildung auf eine Grundausbildung kann in jedem Lebensalter eines Pferdes unternommen werden.

Jeder therapeutischen Ausbildung geht eine systematische Grundausbildung voraus, bei der die Ausbilder bemüht sind, ein angenehm gehendes, gehorsames, williges, leistungsfähiges und geschicktes Pferd heranzubilden. Hierbei dient die allgemeingültige „Skala der Ausbildung" der Deutschen Reiterlichen Vereinigung e. V. (FN) als Maßstab.

Die drei Abschnitte der Grundausbildung
- Gewöhnungsphase: Takt, Losgelassenheit
- Entwicklungsphase der Schubkraft der Hinterbeine: Anlehnung, Schwung und Geraderichtung
- Entwicklungsphase der Tragkraft der Hinterbeine: Geraderichtung, Versammlung

Kein Punkt der Grundausbildung eines Pferdes steht für sich allein, die Übergänge zwischen den Phasen und Schritten sind fließend und wirken im Ganzen zusammen. Sinnvoll ist, dass jedes therapeutisch genutzte Pferd diese Grundausbildung durchläuft, um so **zuverlässig** und **sicher** im Umgang zu werden wie möglich.

Die Inhalte für die therapeutische Ausbildung in den medizinischen Nutzungsrichtungen richten sich jeweils nach den speziellen Anforderungen der Behandlungsmethode. Sie werden unter den Beschreibungen der einzelnen Therapierichtungen veranschaulicht.

Erleichternd für die therapeutische Ausbildung ist es, wenn bereits die **Aufzucht** und **Grundausbildung** von Elementen durchzogen ist, die sich in der Erziehung zum therapeutischen Einsatz wiederfinden. Dazu gehört die frühe Kontaktschleife zwischen **Mensch und Pferd** durch verbindliche stimmliche und körperliche Ausdrucksmit-

Unterscheidung der Nutzungszweige nach der Ausbildung des Pferdes		
Hippotherapie	Heilpädagogik	Psychiatrie und Psychotherapie
Temperament: Ausgeglichenheit, Wille zu Folgsamkeit und Gehorsam	Temperament: Kinder- und Jugendfreundlichkeit	Temperament: ausgeprägtes, erkennbares Sozialverhalten, Ausgeglichenheit
losgelassene, taktreine, geräumige Schrittbewegung	solide Bewegungsabläufe in allen Gangarten	
Grundausbildung zum Reitpferd	Grundausbildung zum Reitpferd	Grundausbildung zum Reitpferd
gezielte Ausbildung zum Hippotherapiepferd	gezielte Ausbildung zum Therapiepferd im heilpädagogischen Voltigieren und Reiten	gezielte Ausbildung zum Therapiepferd für den Einsatz in Psychiatrie und Psychotherapie

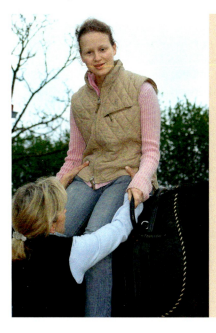

Arbeitsgruppe Tierschutz und Pferdesport:

Empfehlung bei allen Ausbildungsmaßnahmen. Der Ausbilder behandelt das Pferd seiner Art entsprechend. Er bemüht sich, die Sichtweise mit der des Pferdes so abzustimmen und die jeweilige Anleitung so mit Blick auf kommende Aufgaben und Übungen, zu gestalten, dass es dem Pferd in der therapeutischen Situation gelingt, die angeforderte Leistung, wie etwa das Stillstehen zum Aufsteigen, so lange es dauern mag, wiederzuerkennen und auszuführen. Dieser Ausbildungsinhalt ist einer der grundlegendsten für jede therapeutische Arbeit.

Links: Übung zum Stillstehen: Das Pferd steht auf Anweisung zum Absitzen so lange still, bis der Reiter nach der Behandlung mit Unterstützung abgesessen ist.

tel, die in die alltäglichen Erledigungen eingebunden werden können. Dies können beispielsweise Arbeiten wie Striegeln, Anbinden zur Fütterung in der Laufstallhaltung oder auch die Hufpflege sein.

Basiskenntnisse des Ausbilders

Auch für den Umgang mit Pferden bei der Ausbildung bieten von Fachkommissionen zusammengestellte **Leitlinien** eine bestmögliche Richtschnur. Die Broschüren sind bei den zuständigen Ämtern auf Anfrage kostenlos erhältlich. Die wichtigsten Bezugsadressen sind das Bundesministerium für Verbraucherschutz, Ernährung und Landwirtschaft und die Deutsche Reiterliche Vereinigung.

Die erarbeiteten Grundsätze dienen als ein tragfähiges Gerüst. Durch die Umsetzung des von der Arbeitsgruppe Tierschutz und Pferdesport 1992 erläuterten **Verhaltenskodexes** im Umgang mit auszubildenden Pferden gewinnt die Ausbildung weiter maßgeblich an Güte. Wenn die Ansprüche des Pferdes durch die Menschen erfüllt werden, die es ausbilden und einsetzen, gelingt es am ehesten, die ihm eigenen Anlagen für die Therapiearbeit ganz nutzbar werden zu lassen.

Bedeutung der Rangordnung

Pferde empfinden Menschen als Sozialpartner und weisen aufgrund ihres arttypischen Verhaltens dem Menschen eine Rangposition zu oder ordnen ihn als Feind ein.

Für die Praxis in der Grundausbildung eines Pferdes zur Therapie bedeutet dies, dass dem Pferd die Einfügung in die therapeutische Ar-

> **Hinweis**
>
> - **Ranggleichheit** gegenüber dem Pferd schafft häufige **Auseinandersetzungen**
> - **Unterlegenheit** des Menschen **erschwert** die Ausbildung,
> - **Feindschaft** verhindert sie.

beit vermittelt und ermöglicht werden muss. Der Ausbilder schult diese Fähigkeiten, indem er gemeinsam mit dem Pferd, den je nach Therapierichtung verschiedenen Übungen, gemeinsam begegnet.

Arttypisches Verhalten kennen
Wissen über das arttypische Verhalten von Pferden ist für den Ausbilder unumgänglich. Der Ausbilder versteht Dank dieser Kenntnisse die **Sicht- und Verhaltensweisen** des Pferdes besser und kann sich so in die Rolle des Pferdes einfühlen. Er kann dann das Übungsprogramm an die individuellen Stärken und Erfordernisse der angestrebten Nutzung angleichen. Das Pferd reagiert auf eine verständnisvolle Führung des Ausbilders mit Kooperationsbereitschaft.

Beispiel. Eine Grundübung für alle Bereiche des therapeutischen Reitens besteht darin, die Pferde Erfahrungen mit ungewöhnlichen, überraschenden Berührungen machen zu lassen. Unbekanntes löst beim Pferd normalerweise **Meidereaktionen** aus. Das Anfassen und Pressen an Körperstellen, wo das Pferd hinsehen kann und Steigerung der Übung mit Berührungen, die hinter dem Blickwinkel des Pferdes liegen, bis zum Ablegen des Körpers oder eines Gegenstands, der dann festgehalten wird und dann in Bewegung auch herab gleiten darf.

Tierschutz: Verhaltensgerechte Grundausbildung
Wie bei jeder Ausbildung von Pferden ist auch beim Therapiepferd zu berücksichtigen, dass sowohl die Ausbildung als auch die anschließende Verwendung artgerecht sind. Eine anerkannte und anwendbare Grundlage für die gesamte Arbeit und Haltung sind Forschungsergebnisse von Klaus Zeeb, 1995. Beispielsweise stuft er das Bedürfnis von Pferden, ihr Sozialverhalten auszuleben, als deutlich wichtig für ihr Wohlbefinden ein. Für den therapeutischen Ausbildungsalltag ergibt sich daraus etwa, dass einem Pferd, das in der Einzeltherapie seine Artgenossen vermisst und deshalb unruhig wird, ein Beistellpferd zugesellt wird. Sonst ist es besser, es nicht mehr einzusetzen. In verhaltensgerechter Umgebung und mit einem Umgang, der berücksichtigt, dass Pferde Fluchttiere und damit schreckhaft sind, können Situationen, die Scheuen und Erschrecken auslösen,

Grundausbildung von Therapiepferden

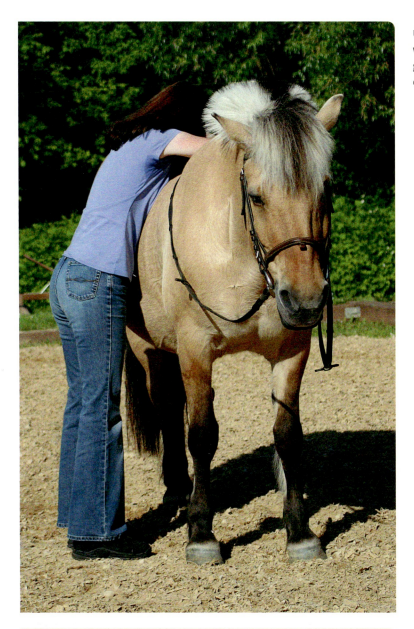

Übungen zu ungewöhnlichen Berührungen beim stillstehenden Pferd.

Leitsatz für Ausbilder

Jede Art der tierschutzgerechten Pferdenutzung setzt einen verhaltensgerechten Umgang mit dem Pferd voraus. Beispielsweise könnte die therapeutische Ausbildung damit beginnen, dass statt mit einem einzelnen Pferd zu arbeiten, einige Tiere zu einer Übungsgruppe zusammengestellt werden.

verringert werden. Niemals darf dann bestraft, sondern es müssen verhaltensgemäße Lösungswege gefunden werden.

Die Anforderungen an eine verhaltensgerechte Ausbildung, die sich auf den Tierschutz beziehen, ergeben weitere Gesichtspunkte. Sie lassen sich anhand der gültigen Leitlinien aus dem gegenwärtigen Gesetz- und Forschungsstand ableiten:

- **Aufbau der Ausbildung:** Junge Pferde müssen schonend ausgebildet werden. Die Anforderungen müssen sich nach Alter und Entwicklungsstand des Pferdes richten.
- **Training:** Die einzelne Trainingseinheit muss sinnvoll aufgebaut sein. In allen Pferdesportarten müssen am Beginn und am Ende der Arbeit lösende Übungen stehen. Diese sind auch in der therapeutischen Ausbildung eine Umrahmung der Trainingseinheiten.
- **Kommunikation und Ausdrucksverhalten:** Das Ausdrucksverhalten von Pferden gibt schon im Frühstadium Hinweise auf tierschutzrelevante Sachverhalte. Wenn man das Bedarfsdeckungs- und Schadensvermeidungskonzept nach Klaus Zeeb während der Ausbildung berücksichtigt, kann das Pferd zur therapeutischen Nutzung, besonders im Hinblick auf die Bereiche des heilpädagogischen Reitens und Voltigierens wie dem Einsatz in Psychiatrie und Psychotherapie, gefördert werden.

Hippotherapie

Die Hippotherapie ist auf die Behandlung orthopädischer, neuropädiatrischer und neurologischer Krankheitsbilder ausgerichtet. Dies ist ein weiter und beschränkter Rahmen zugleich. Hauptsächlich zwei Gruppen von Menschen mit neurologischen Bewegungsstörungen finden in der Hippotherapie geeignete Förderung: Dazu gehören **Störungen** in der normalen **motorischen Entwicklung**, die auf Schädigungen des Gehirns vor, während oder nach der Geburt zurückgehen.

Zum anderen ist die krankengymnastische Bewegung auf dem Pferd bei verschiedenen **neurologischen Schädigungen** oder Erkrankungen des zentralen Nervensystems angezeigt, nachdem das Gehirn ausgereift ist. Damit ist gemeint, dass ein motorischer Prozess, wie beispielsweise das Gehen, schon erlernt wurde, aber durch eine Verletzung des zentralen Nervensystems verloren gegangen ist.

Das Ziel ist immer unwillkürlich von den Nerven gelenkte Vorgänge der Muskelarbeit und Bewegungsmuster abzurufen. Diese Prozesse sind im Gehirn mit seinen 25 Milliarden Nervenzellen, unter der zwei bis drei Millimeter dicken, grauen Rinde als **Vorlagen für Bewegungsabläufe** abgespeichert.

Kontraindikationen sind relativ selten. Die Hippotherapie wird gewöhnlich als ergänzende Therapie bei **neurologischen**, **neuropädiatrischen** und **orthopädischen** Erkrankungen eingesetzt, um zum Beispiel das Gehen zu lernen oder wieder zu erlernen. Besonders bei Dysfunktionen frühkindlicher Hirnschäden, Encephalomyelitis disseminata (Multiple Sklerose), aber auch bei Querschnittssyndromen wird die Hippotherapie eingesetzt.

Genutzt werden die Eigenschaften des Pferdes, die sich aus den arteigenen Merkmalen ergeben. Sie resultieren aus den körperbaulichen Voraussetzungen, die das Pferd zum geeigneten Reittier machen sowie aus der Art seiner **Vorwärtsbewegung** im **Schritt**.

Die Kräfte, die aus dem rhythmischen Vorwärtsgehen des Pferdes kommen, gehen auf den menschlichen Körper über. Der Reiter wird passiv getragen, das heißt, dass er die Fortbewegung geschehen lässt durch die Bewegung des Pferdes. Gewöhnlich geschieht die Kräfteübertragung je nach Haltung des Reiters über die unmittelbaren Berührungsstellen:
- Das Sitzdreieck, bestehend aus Sitzbeinhöckern und Schambeinästen,
- den Oberschenkeln und
- teilweise den Unterschenkeln

Über diese direkten Kontakte wird die Bewegung auf den gesamten Körper des Reiters übertragen und zwar dreidimensional als **Schwingungsimpuls, Beschleunigungs- und Zentrifugalkraft**.

> **Hinweis**
>
> Die Hippotherapie ist eine verordnungspflichtige, ganz behandelnde Bewegungstherapie auf neurophysiologischer Basis.

> **Verlauf einer Hippotherapiestunde**
> - Aufsteigen und Hinsetzen auf das Pferd mit Aufstiegshilfe über ein entsprechend eingerichtetes Gerüst in etwa fünf bis zehn Minuten
> - 20 Minuten im Schritt in der Halle
> - Absteigen mit Absteighilfe vom Pferd über das Gerüst etwa fünf bis zehn Minuten
>
> Eine therapeutische Einheit in der Hippotherapie dauert so für den Patienten zwischen 30 und 40 Minuten. Ein Behandlungsblock erstreckt sich im Durchschnitt über etwa vier Wochen, wobei zwei Anwendungen pro Woche üblich sind.

Die in der Hippotherapie durch die Pferdebewegung gesetzten Reize wirken auf alle empfänglichen nervlichen Gefüge des Reitenden. Sie erzeugen, besonders über die nervlichen Strukturen von Basalganglien und Kleinhirn, Impulse, die sich entwickelnd und trainierend auf das Gleichgewicht, die Koordination, die Haltung und das Gangbild des Reiters auswirken.

Allgemeine Ziele und Wirkungen

Durch die Einwirkung der rhythmischen Schrittbewegung im Viertakt wird der menschliche Körper **unwillkürlich** gymnastiziert. Die über den Rücken weitergegebenen Schwingungen informieren über die Nervenleitungen das Gehirn. Dort werden zum Schwingungsmuster passende Bewegungsmuster aktiviert. Die Abläufe sind besonders im Kleinhirn und den Basalganglien abgespeichert. Das Kleinhirn gehört mit den Basalganglien zum **Verhaltensgedächtnis**, in dem vor allem Bewegungsfolgen codiert sind. Die Aktivierung von Bewegungsfolgen erfolgt weitgehend **unabhängig** von dem Zusammenhang, in dem sie erworben worden sind.

Der Vorgang gleicht in etwa dem Aufruf eines Programms im Computer. Über die Tastatur wird ein Signal in Form eines Doppelklicks auf das Icon für das Programm eingegeben. Darauf hin wird das vorhandene Programm aufgerufen und es kann damit fließend gearbeitet werden. Das **Kleinhirn** des Menschen entspricht in diesem Bild einem Programmspeicher. Beim Menschen macht es nur 10 Prozent des gesamten Gehirnvolumens aus. Nichtsdestotrotz ist dort nahezu die Hälfte der Nervenzellen des Gehirns, etwa 50 Milliarden, angeordnet. Von Bedeutung für die Wirksamkeit der Hippotherapie ist, dass Verbindungen zwischen den einzelnen Nervenzellen im Kleinhirn vergleichsweise leichter zu lösen sind. Dadurch erst entsteht die Möglichkeit über die Vermittlung der Schwingungen neue nervliche Wege innerhalb des Kleinhirns zu bilden und zu üben.

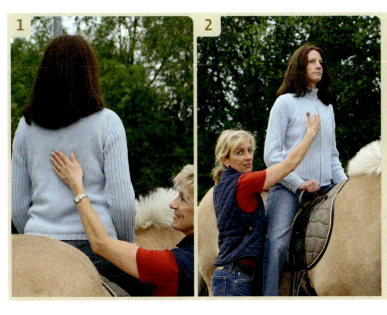

Anweisung / Step 1
Durch die Auflage der Hand wird die Aufrichtung der Brustwirbelsäule unterstützt.

Anweisung / Step 2
Vorne aufgelegt begrenzt die Hand die Bewegung.

Übung und Neubildung nervlicher Schaltungen

Die Schwingungen, die beim Auf- und Abfußen der Hufe über den Rücken auf den Reiter übertragen werden sollen einen Weg für mögliche Bewegungsprozesse bahnen, die teilweise verletzungs- oder erkrankungsbedingt nicht mehr funktionieren. Die erzeugten Reize sollen lahmgelegte, gesunde Anteile aktivieren und so weit in Übung halten, dass die Möglichkeiten des Kleinhirns, neue Verbindungen und Umleitungsmöglichkeiten für defekte Nervenleitungen zu bilden, ausgeschöpft werden.

Psychische Motivation

Besonders Kinder schätzen Pferde als Kamerad bei der hippotherapeutischen Übung. Da Erfolge einer **krankengymnastischen** Behandlung von einer regelmäßigen und sorgfältigen Ausführung der übenden Inhalte gekennzeichnet sind, ist der innere **Antrieb**, die Therapie kontinuierlich zu verfolgen von großer Bedeutung. Berichtet wird, dass Kinder wie Heranwachsende, deren Bewegungen durch ungewöhnliche nervlich bedingte Abläufe im Gehirn gestört sind, die Hippotherapie als eine sehr gerne angenommene Wahlmöglichkeit zur Matte bei Krankengymnasten, die sie seit früher Kindheit kennen, annehmen.

Das Pferd besitzt hohen Aufforderungscharakter

In der üblichen Krankengymnastik wird die Behandlung von den Betroffenen oft als lästig eingestuft und mitunter auch als schmerzhaft empfunden. Auch wenn Therapeuten keine Schuld an der Unlust der Patienten haben, so ist das Pferd bei dieser sogenannten Mattenmü-

> **Hinweis**
>
> Die Einwirkungen der Hippotherapie auf die motorischen und steuernden Gebiete von Gehirn und Rückenmark sowie die dazugehörigen Leitungsbahnen sind durch keine anderen naturgegebenen Mittel, Maschinen oder Apparate wirklichkeitsgetreu so nachzuahmen. Deswegen bietet das Pferd mit seinen Eigenschaften eine einzigartige Möglichkeit, ein **gesundheitsförderndes Bewegungstraining** auf therapeutischem Wege zu erzielen.

digkeit eine willkommene neue Herausforderung. Das Pferd fordert als **Übungskamerad** auf der sozialen Ebene der Begegnung vergleichsweise viel. So geht der Betroffene die notwendigen Behandlungen unter diesen Umständen mit Gefühlen an, die durch das Zusammenwirken von eigenem Antrieb und der therapeutischen Maßnahme gute Erfolge erzielen können.

Bewegungserfahrung bei Querschnittslähmung

Bei einer Verletzung des Rückenmarks werden Nervenverbindungen zu Sinnesorganen und Muskeln unterbrochen. Unterhalb einer solchen Verletzung ist deshalb jede Sinneswahrnehmung ausgeschaltet. Willkürliche und unwillkürliche Bewegungen sind nicht möglich. Die rhythmischen Bewegungen des Pferdes im Viertakt des Schrittes bewegen den Körper unwillkürlich. So kann im Rahmen vorhandener Sinne wie etwa Augen, Ohren, Nase sowie abhängig vom Grad der Einschränkung, Wahrnehmung, Empfindung und ein dem Gehen ähnliches Bewegungsmuster über das Pferd erfahren werden.

Eine psychische Erfahrung kommt hinzu: Auf dem Pferd erleben Gehbehinderte und -unfähige oder Querschnittsgelähmte einen anderen Ausblick auf die Umgebung und aus der getragenen Position einen sonst den gehenden Menschen vorbehaltenen Blickwinkel. Gleichzeitig ist es ihnen möglich, vorwärts zu kommen. Diese Freude an der Übung auf dem Pferd greift mitunter antreibend auf andere Lebensbereiche über. Man spricht in fachlichen Bereichen von einer **emanzipatorischen Wirkung** der Hippotherapie.

Balance- und Haltungstraining bei Gliedmaßenfehlbildungen

Bei Fehlbildungen von Armen und Beinen findet ein Training auf dem Pferd statt, bei denen die Schwingungen aus den dreidimensionalen, rhythmischen Bewegungsabläufen den Körper des Reitenden anregen, sich durch Stellreflexe in Balance und Gleichgewicht einzufinden. Die ausgelösten Impulse helfen zudem, die kontrollierte Haltung des Rumpfes zu üben.

In einer Arbeit von Ulrich Leyerer, 2001, zu den Wirkungsprinzipien der Hippotherapie auf das menschliche Gehvermögen vor allem

Dynamik und Wirkungweise des Schritts

- In jeder Minute werden im Schritt 110 Schwingungsimpulse vom Pferderücken auf den Reiter übertragen (Strauß, 1996). Dabei wird die Bewegung der Beine über Sehnen und Bänder auf den Pferderumpf und -rücken mit den jeweiligen Muskeln und Bändern auf den Reitenden übertragen.
- Der Schritt ist eine schreitende Bewegung im Viertakt, die aus einer Folge aneinander gereihter Schritte besteht. Die Vorwärtsbewegung der Füße erfolgt in diagonaler Reihenfolge nacheinander in gleichmäßigen Zeitabständen. Beginnt der rechte Vorderfuß, folgt der linke Hinter-, darauf der linke Vorder- und zum Schluss der rechte Hinterfuß (Donner, Specht, 1986).
- Der Viertakt kann in acht Phasen gegliedert werden, innerhalb welcher sich Zweibein- und Dreibeinstütze rhythmisch und gleichmäßig abwechseln.
- Diese Art der Fortbewegung überträgt sich in einem sanften, dreidimensionalen, ausgeglichenen, wiegenden Gefühl auf den Reiter. Die Folge sind gymnastizierende Bewegungsabläufe, die in der Hippotherapie eine gesundheitsfördernde Wirkung haben.
- Die Qualität der Bewegung ergibt sich aus dem Raumgriff, dem so genannten Untertreten, der Knieaktion und der Haltung, die aus Spannung und Ausdruck resultiert.
- Die Nutzungsrichtung beeinflusst jeweils die Art der Bewegung. So ist ein guter Schritt für ein Pferd auch bis zu einem gewissen Grad trainier- und erlernbar.

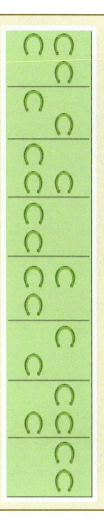

bei Multiple-Sklerose-Patienten wird anhand von Messungen gesunder Probanden auf einem Pferd gezeigt, dass der Schwingungsimpuls im Körperschwerpunkt während einer standardisierten Hippotherapieeinheit vergleichbar ist mit dem Schwingungsimpuls des gesunden Gehens.

In einer weiteren Dissertationsarbeit von Marion Emmerich, 2002, dient der Messaufbau zur Ganganalyse in der Humanmedizin als Grundlage für die Ganganalyse beim Pferd.

Trainingseffekte für das menschliche Gangbild

In der Hippotherapie werden vor allem die Schwingungsimpulse, die das Pferd an die aufsitzende Person weitergibt, medizinisch eingesetzt. **Schwingung** bedeutet, dass die Bewegung des Pferdes als Zustandsänderung verläuft, indem der gesamte Pferdeleib durch die Vorwärtsbewegung mit dem Abfußen aus seinem Gleichgewicht gelenkt wird und durch rücktreibende Kräfte, die beim Pferd ebenfalls über von zentralen Nervenbahnen gesteuerte Bewegungsmuster ablaufen, in den Ausgangszustand zurückgebracht wird. Bevorzugt wird eine Schrittlänge des Pferdes, die mit der des geförderten Reitenden etwa im Einklang steht. So stimmt das Schwingungsmuster genauer mit den üblichen Nervenmusterimpulsen überein.

Die **Impulse** oder die Antriebskräfte, die dazu nötig sind, das Pferd in schreitende Vorwärtsbewegung zu bringen, ergeben sich aus den gespeicherten Bewegungsabläufen, innerhalb derer Muskeldehnungen oder -kontraktionen, eine reflexive Einstellung von gegenspielenden Muskeln zur Folge haben, so dass eine Zusammenarbeit von Muskeln und Nerven den entsprechenden Erfolg bringen: Die Bewegung von Punkt zu Punkt. Diesen Sachverhalt erfüllen auch Kamele und Elefanten. Der Unterschied zu den Schwingungen, die durch diese Reittiere vermittelt werden, besteht aber im **Takt**. Kamele und Elefanten gehen im **Passgang**, der ein **Zweitakt** ist, voran. Deshalb gibt es wenig Übereinstimmung zwischen dem Schwingungsmuster des menschlichen Gehens und denen, die beispielsweise ein Kamel dabei erzeugt. Die Anzahl der Schwingungen im Takt ist halbiert und so werden andere Kräfte frei. Die Schrittfolge im Pass ist nicht diagonal, sondern es werden jeweils die gleichseitigen Beine zugleich vorwärts gesetzt. Begonnen rechts, setzt ein Kamel den rechten Vorder- und Hinterfuß vorwärts, anschließend den linken Vorder- und Hinterfuß. Auch ein Pferd kann Pass gehen und es gibt Rassen, bei denen diese Gangart häufig vorkommt. In der Hippotherapie ist der Passgang nicht das Mittel zum Zweck. Die Impulse beeinflussen das Gangmustertraining des Menschen nicht günstig.

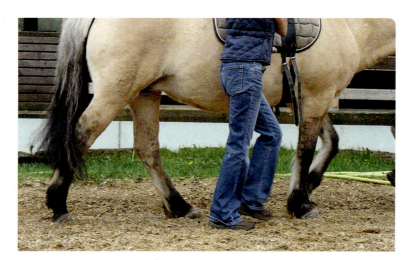

Die ähnliche Bewegung von Schreiten und Gehen wird beim Blick auf die homologen Partien der Hinterhand des Pferdes und der Beinführung des Menschen deutlich.

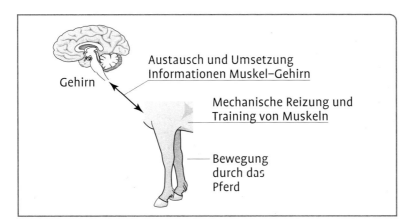

Das Gehirn als Teil des zentralen Nervensystems steuert und reguliert die Bewegungsabläufe.

Die Anzahl der Schwingungsimpulse und ihre Dimensionen, sowie die Beschleunigung im Zusammenwirken mit den Zentrifugalkräften, ergeben sich dann aus der Häufigkeit des Auf- und Abfußens der einzelnen Hufe in den acht Phasen eines Takts, kombiniert mit der gewaltigen **Schubkraft**, die das Pferd aus der Winkelung des Hüft-, Knie- und Sprunggelenks der Hinterhand gewinnt. Die entstehenden Kräfte ermöglichen dem Fluchttier Pferd sein beträchtliches Gewicht, wenn nötig, mit Urgewalt nach vorne zu katapultieren. Im Schritt kann ein Pferd pro Takt gerade so viele Schwingungsimpulse bilden, dass diese den etwa 110 berechneten Impulsen gleichkommen, die der Körper des Menschen entwickelt, wenn er geht.

Der Begriff eines **Impulses** bezeichnet den Sachverhalt, dass der Körper, wenn er beginnt einen Fuß zu heben, um zu gehen, die jeweils dazu nötigen Muskeln anspannt oder kontrahiert, um Gelenke und damit die Knochen in die gewünschte Position zu befördern, um den Körper in Gang zu bringen. Ein Impuls steht dann jeweils für ein Signal einer Nerven-Muskelaktion. Dabei werden von zentralen Nervenbahnen unmittelbar und unbewusst ablaufend, über gespeicherte Bewegungsmuster gegenspielende Muskeln entsprechend verkürzt oder gedehnt, um den Gehvorgang, ein Bein vor das andere, an dem der ganze Körper beteiligt ist, zu vollbringen.

Die dreidimensionale Schrittbewegung des Pferdes dehnt und streckt Muskeln, auch wenn sie vom Reiter selbst nicht bewegt werden können. Durch die damit verbundene Ansprache der nervlichen Verbindungen von Muskeln und Gehirn werden unwillkürliche Reize ausgelöst. Die Schaltstelle im Gehirn, die den Reiz empfängt, sorgt für weitere Regelungen um zum Beispiel die Gleichgewichtslage anzupassen, indem sie etwa Reize zur ausgleichenden Bewegung anderer Körperglieder gibt. Muskeln werden dann verkürzt oder gedehnt, um eine entsprechend gewichtete Ausrichtung in der räumlichen Lagesituation zu erreichen.

Vom Kreuzbein aus werden die Impulse, wie über einen Dreh- und Angelpunkt, zur Rumpfbalance übertragen.

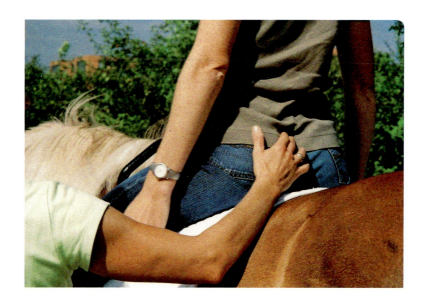

Reiten als vielschichtiger Lernprozess

Die Bewegungsmuster, die im Gehirn des Menschen über die körperlich einwirkenden Impulse aus der Schrittbewegung angeregt werden, werden als **prozedurales Wissen**, also verfahrensmäßige Kenntnis gespeichert. Die Speicherung erfolgt mit dem sich wiederholenden Ablauf wie das etwa beim Gehen oder Fahrradfahren geschieht.

Wichtige Orte für die Speicherung dieser Abläufe, die sich langsam und unbewusst aufbauen, sind **Basalganglien** und das **Kleinhirn**. Das dort angesammelte Können ist nichtassoziativ abrufbar. Das bedeutet, dass unbewusst und zugleich dem Bewusstsein schwer zugänglich, ablaufendes Wissen über lange Zeit abrufbereit abgelegt, der Abruf des Erlernten aber nicht an bestimmte begleitende Umstände gebunden ist. Dazu gehören etwa die Einstellungen von Gelenkwinkeln und körperlichen Haltungen, die beispielsweise das Gehen zu einer fließenden, abgerundeten Reihe von Bewegungen zusammenfügen, was ein häufiges Ziel bei der Behandlung mit Hippotherapie darstellt.

Wirkung auf die sinnliche Perspektivenvielfalt. Überdies werden beim Reiten des Pferdes durch die übertragenen Kräfte, sinnliche Perspektiven übermittelt, die verschiedene **Lernvorgänge** beleben. Das Gehirn, der Erfahrung des Reitens gegenübergestellt, ist bemüht, einen mit komplexen Bewegungsabläufen verknüpften Lernvorgang als Bewegungsfolge zu codieren, eben weil der Körper so viele Perspektiven erfährt. Diese Codierung führt dazu, dass die Bewegungsabläufe rund werden und der Körper des Reitenden fließend auf die Bewegungen eingehen kann.

Gegenstands- und Raumwahrnehmung. Die Informationen, die auf das Nervensystem des Reiters mit seinen Sinnesorganen und Muskeln einwirken, sind vielfältig. Räumlich gegliederte Wahrnehmungsbilder, die mit Bedeutung belegt sind, sind nicht einfach bloß aus Sinnesempfindungen zusammengesetzt. Würden **Sinnesinformationen**, ohne Überarbeitung, beispielsweise der Augen, durch im Gehirn gespeicherte Erfahrungswerte zusammengefügt, ergäbe sich ein **unvollkommenes** Abbild. So gibt die Linse, aufgrund der chromatischen Aberration, Farben verzerrt wieder. Der Augenhintergrund ist nicht glatt wie ein Hohlspiegel, sondern uneben und hinter der Linse mündet der Sehnerv und bildet dort einen blinden Fleck, weil er die Informationsempfänger verdrängt. Die Wirklichkeit kann nur behindert wahrgenommen werden, auch weil die zugehende Information unvollständig sein kann. So verdeckt beispielsweise der Pferdehals die Sicht auf den direkt davor liegenden Boden.

Zugehende Informationen sind darüber hinaus mehrdeutig. Manche Informationen werden nicht aufgenommen, weil vielleicht an dieser Stelle keine für diese Reize empfindlichen **Empfänger** sind, oder weil die Empfänger der Informationen der Quelle des Reizes nicht zugewandt sind.

Die Informationen werden zerstückelt empfangen. Sie bestehen etwa aus Tönen, Gerüchen, Farben eines gesamten Wahrnehmungsraums und werden zunächst von mehreren 100 Millionen Empfängern getrennt empfangen. Die entstehenden Informationslücken werden durch „unbewusste Schlüsse" bei der Verarbeitung durch den sensorischen Teil des zentralen Nervensystems mit großer Geschwindigkeit ausgefüllt. Dort gelingt es, Fehlendes zu ergänzen, Mehrdeutigkeiten aufzulösen und verstreute Informationen zu einem einheitlichen Bild zu organisieren.

Eine Hilfe zur Koordinierung seiner Reaktionen auf das bewegte Geschehen des Pferderückens steht dem Körper aus gespeicherten Programmen zur Verfügung. Damit ist es nicht erforderlich, alles neu zu machen, sondern es werden vorhandene Bewegungskenntnisse genutzt und auch in neu strukturierte Bewegungsfolgen wie das Reiten auf einem Pferd eingebaut.

Neues Selbstvertrauen. Für die seelisch-persönliche Gesundheit von in der Hippotherapie reitenden Menschen haben neben der Bahnung nervlicher Schaltwege für die Bewegungsabläufe auch immer andere Lernvorgänge eine große Bedeutung. „Das sich Einfinden" in ungewohnte Verhaltensmöglichkeiten trägt dazu bei, belastende Gefühle von Hilf- und Mutlosigkeit sowie auch Angst innerhalb der gesicherten Situation der Hippotherapie zu überwinden. Denn sich auf einem Pferd zu bewegen, kann auch ohne Gehen zu können, erlernt werden. Es eröffnet die Chance, einen Teil des Selbstvertrauens in persönliche

Fähigkeiten zurückzugewinnen oder zu entwickeln. Hippotherapeutische Übungen können über das Training von Bewegung seelisch entlastend wirken. Auch indem sie durch das vollständige Getragenwerden ein Gefühl von Leichtigkeit und vergleichsweise müheloser Fortbewegung geben.

Die Mensch-Pferd-Interaktionen

Die Reize, die durch die Eigenschaften des Pferdes im Rahmen der Hippotherapie wirken, kommen im menschlichen Körper über eigens dafür gebaute Empfänger, die Rezeptoren, an. Gemeinsam haben alle **Anregungen**, dass sie vom einzelnen Reiter individuell zusammengesetzt und erlebt werden. Jeder Mensch erfährt zum Beispiel aus Licht, Druck und Dehnung einen ganz persönlichen Sinneseindruck. Zum Gehirn geleitet, ergeben diese ein der jeweiligen Erfahrungen des Menschen entsprechendes Bild, das wiederum zu Wahrnehmungen und Reaktionen beiträgt. Sinneseindrücke direkt in **Reaktionen** umgewandelt, die Einfluss auf die Haltung des **Körpers** ausüben.

Für die Hippotherapie von Bedeutung sind in erster Linie die Schwingungsimpulse, die über mechanische Reize zu Nervenendigungen gelangen. Dazu gehören besonders Muskelspindeln, Gelenksensoren und Golgi-Sehnenorgane, die als **tiefensensibles System**, Reize über Lage, Krafteinstellung und Bewegung im Raum aufnehmen und verarbeiten.

Muskelspindeln liegen in den Skelettmuskeln und messen die Länge, indem sie die Spannung an einem nicht verkürzbaren Teil des Spindelmuskels registrieren. Wird ein Muskel passiv gedehnt, wie dies bei der Hippotherapie im Rahmen der Bewegungen durch das Pferd mit weitreichender Wirkung auf die **Muskulatur** geschieht, werden die Spindelmuskelfasern ebenfalls in die Länge gezogen und erhöhen die Spannung im Muskelmittelteil, der von sensorischen Nervenendigungen umschlungen ist.

Die Muskeln sind währenddessen grundsätzlich bestrebt, ihre Länge beizubehalten, also in einer bestimmten Spannung zu bleiben. Das Gehirn ist stets bemüht die Muskelspannung, den **Muskeltonus** so einzustellen, dass der Körper an die jeweilige Situation so angepasst ist, dass dieser keinen Schaden erleidet. Sinneseindrücke veranlassen daher ebenso, dass der Körper angemessen reagiert.

Eine erste Erfahrung für den menschlichen Körper ist dann der Gesamteindruck, wenn das dreidimensionale **Wiegen** aus der **Pferdebewegung** die Muskeln passiv in Aktion bringt. Die Enden der Muskelspindeln nehmen die vermehrte Spannung wahr und melden sie weiter an eine Station im **Rückenmark**, die mit einer Nervenfaser in Beziehung steht, einem α-Motoneuron, welches in der Lage ist, dem gleichen, angespannten Muskel mitzuteilen, dass er sich entsprechend entspannt, um die alte Muskellänge wiederherzustellen.

Die über Spannungsschwankungen in die Nerven geleiteten Mitteilungen an die Skelettmuskulatur des reitenden Menschen erfolgen nun andauernd in dem Maße, wie die wirkenden Kräfte vom Pferd übertragen werden. Eine **gute Ausbildung des Pferdes** begünstigt dabei den übenden Spannungsausgleich der Muskeln des Therapierten. Es trägt mit Schwingungsimpulsen aus einem **taktreinen, rhythmischen Bewegungsablauf**, der in Schnelligkeit und Raumgriff an die körperliche Verfassung der reitenden Person angepasst werden kann, dazu bei, dass durch mechanisch ruhige und verlässliche Abläufe ein angepasstes passives Dehnen und Verkürzen der Muskeln und damit ein Übungseffekt für normale Muskelfunktionen des Reitenden erreicht wird.

Räumliche Orientierung. Die in Tempo-, Richtung- und Lagewechsel rhythmisch ausgeglichene Bewegung des Pferdes mit seinen vier Beinen führt dazu, dass der menschliche Körper mit Abfußen der Hufe in diagonaler Reihenfolge, jeweils von einer Körperhälfte zur anderen, die Schwingung rundherum aufnimmt. Die Schwingungen werden über nervlich ausgelöste Impulse weitergeleitet und sorgen für die Anpassung der Muskulatur an die Bewegung, um den Reitenden immer wieder ins **Gleichgewicht** zu bringen. Dieses wird erreicht, indem die Muskeln die Winkel der Gelenke und damit die Haltung der Knochen unbewusst, als Folge der sinnlich erfassten Informationen, so einstellen, dass der Reiter oben bleibt.

Mit dem Hochnehmen des rechten Vorderfußes, während im Schrittverlauf der linke Hinterhuf noch auf dem Weg zur Erde ist, lenkt das Pferd die Körperlage neu aus. Über den rechten Schambeinast und Sitzbeinhöcker wird der Körper des Reitenden nun energisch nach oben vorwärts gelenkt. Eine diagonale Körperdehnlage von rechts nach links entsteht. Die linke Seite des Sitzdreiecks bleibt auf einer Zweibeinstütze des linken Vorderbeins sowie des rechten Hinterbeins sitzen. Gedehnt werden die Oberschenkelmuskulatur und die Wirbelsäule. Der ganze Oberkörper kommt so in Bewegung und reagiert mit weiteren Impulsen zur Regulierung des Gleichgewichts und der Muskelspannung.

In fließendem Übergang wechselt die Lage des Pferdekörpers dann in eine von drei Beinen gestützte Situation. Der linke Hinterhuf setzt auf die Erde und bringt den Reitenden mit Schub von links hinten weiter nach vorne oben, während der rechte Vorderfuß noch auf dem Wege ist. Der Reiter kommt aus dieser Schwingung mit der **rechten Körperseite** allmählich wieder über die Diagonale nach rechts talwärts. Die Oberschenkelmuskulatur wird passend zur Bewegung nun gegenläufig gedehnt und der Rumpf dreht sich auf dem herabsinkenden rechten Schambeinast und Sitzhöcker mit der Wirbelsäule gegen die Uhr. In jeder der folgenden sechs Phasen reagiert der Körper mit

Ausgleichsbewegungen, die dynamisch und impulsiv die Schwingungen aus der Pferdebewegung austarieren, bis die Schrittbewegung des Pferdes wieder zum Ausgangspunkt zurückkehrt.

Rechts-Links-Koordinationsfähigkeit. Es wird überdies angenommen, dass die Bewegung des Pferdes aus dem diagonalen Verlauf des Hufe Aufsetzens im Schritt auf den Reiter als Impulse wirken, die auf beiden Körperseiten gleichmäßig auftreten und so die koordinierten Muskel- und Verhaltensfunktionen von rechter und linker Seite des Körpers anregen. Denn über die Wahrnehmung der Schrittbewegung aus Muskeldehnungsreizen, Gleichgewichtsempfindungen aus den Schweressinnesorganen und Bildwahrnehmungen der Augen, die im Gehirn ankommen, werden von dort nach Verarbeitung der Empfindungen Reaktionen ausgelöst, um die Körperhaltung an die Bewegung anzugleichen. Dabei leitet die linke Körperhälfte ihre Informationen der **rechten Hirnhälfte** zu und empfängt von dort Anleitungen, während die sensorischen und motorischen Regionen der rechten Körperhälfte sich im Bereich der **linken Hirnhälfte** finden.

Für den Reiter ändern sich die **bildlichen Wahrnehmungen** andauernd und üben ebenfalls Einfluss auf Körpereinstellungen aus. Bilder, die mit der rechten Netzhauthälfte aufgenommen werden, gelangen in die linke, solche, die mit der linken Netzhauthälfte aufgenommen werden, in die rechte Großhirnhälfte. Eine starke Verbindung aus ungefähr 200 Millionen Axonen zwischen den Hirnhälften, der **Gehirnbalken**, sorgt mit dafür, dass die linke Seite weiß, was die rechte empfindet oder sieht und umgekehrt. Eingehenden Informationen etwa über die Bewegungsrichtung werden in Bewegungen beispielsweise zum Benennen, Ergreifen oder Erfühlen umgeleitet.

Fehlt die Verbindung oder ist sie ungeübt, arbeiten beide Hirnhälften zwar nach den jeweiligen Möglichkeiten, jedoch ist es nicht leicht möglich, verschiedene Aktionen koordiniert auszuführen. Ein markantes Beispiel für die Koordination von links und rechts ist: Die linke Hand des Reitenden fühlt vielleicht den Widerrist des Pferdes, während der Blick nach vorne geht. Der Reitende beschreibt dies, während die linke Hand tastend auf dem Widerrist liegt, dann vielleicht als: „Weiche, warme Erhebung", ohne die Seite benennen zu können. Ohne den funktionierenden Balken zwischen den Großhirnhälften ist die Koordination des Gefühlten mit dem motorischen Ausdruck über die **Sprache** nicht leicht möglich. Ist das Bild des Widerrists auf den linken Netzhauthälften abgebildet, ist die sprachliche Beschreibung leichter. Denn das Bild gelangt in die linke Hirnhälfte, die vorherrschend Sprachleistungen erzeugen kann. Kommt es aber über die rechten Netzhauthälften in die rechte Hirnhälfte oder überhaupt nicht, lässt man das Vorstellungsvermögen einmal außen vor, und fehlt der Informationstransport von links nach rechts, dann bleibt die sensorische Wahrnehmung von Fell, Körpertemperatur und knöcherner Erhebung des Pferdes ohne motorische Reaktion in sprachlicher Form. Das heißt, aus der Wahrnehmung der linken Hand kommen die für die Stimmbänder und Zunge sowie weitere zur Sprachbildung benötigte nervliche Impulse an entsprechende Organe, nicht an.

Körperwärme. Die Körpertemperatur, die bei einem gesunden Pferd 37,5 bis 38,2 Grad Celsius betragen darf und so, um rund ein Grad Celsius höher liegt als die des Menschen, wird für Reiter oder Reiterin, besonders im Bereich der direkten Berührungsstellen **fühlbar**. Da entsprechend dosierte Wärme eine entspannende Wirkung entfaltet, ist auch eine insgesamt vermehrte Wahrnehmung durch verschiedene Sinne möglich. Bei Wärme etwa vergrößert sich die Hautoberfläche, sodass die Tastsinneszellen, die ab einem bestimmten Druck, einen Reiz weiterleiten, diesen eher als Wahrnehmung registrieren. Legt während der hippotherapeutischen Einheit ein Reiter die Hände auf den Pferdekörper, kann der gefühlte Eindruck beeindruckend sein, denn im Gehirn ist den Empfindungen über die Hände ein vergleichsweise großer Abschnitt reserviert.

Fallbeispiel Carla F.

Am 26. Oktober 1998 im Alter von 25 Jahren überschlägt sich eine Frau in einem soliden Auto bei einer Geschwindigkeit von 70 km/h auf einer Landstraße, als ein Gewitter niedergeht und prallt gegen einen Baum. Sie ist eingeklemmt.

Eintreffenden Rettungskräften gelingt es, Carla F. aus dem Auto herauszuholen und am Leben zu halten. Während der Erste-Hilfe-Maßnahmen spricht sie mit dem Notarzt. Ihre unterschiedlich weiten Pupillen lassen ihn eine schwerwiegende Schädigung befürchten, ein Schädel-Hirn-Trauma. Die Nervenschädigung oder Störungen betreffen im Weiteren dann auch das vegetative Nervensystem, das unwillkürlich die Muskelarbeit zur Anpassung der Pupillenweite an die Außenverhältnisse regelt.

In der Unfallklinik am Ort werden ein beiderseitiger Beckenringbruch, Rippenserienbrüche, ein Oberschenkel- und ein Unterschenkelbruch der Beine dort zum Teil sofort und in den folgenden Tagen, operiert und versorgt. Nach der ersten Operation erwacht die Patientin nicht aus der Narkose. Sie fällt in ein 25 Tage lang andauerndes Koma.

Die Ärzte erkennen bei computertomografischen Untersuchungen während des Komas weitere Hinweise auf ein Schädel-Hirn-Trauma. An beiden Hälften zeigt das Gehirnmark viele kleine abgestorbene Gewebsteilchen, die eine Fettembolie befürchten lassen. Das Hirn ist leicht geschwollen, doch ohne Blutungen. Diese Schädigungen prägen die nächsten schweren Wochen. Carla F. wird über die Luftröhre beatmet, Nahrung erhält sie über eine Magensonde. Bei einer weiteren Operation in dieser Zeit wird ein gebrochener Unterschenkel versorgt. Acht bis zehn Wochen wird eine Belastung der Beine nicht möglich sein.

Eine krankengymnastische Frühbehandlung ist eingeleitet, um die Muskeln so gut wie möglich in Aktion zu halten. Die Operationen der Knochenbrüche waren erfolgreich. Die Wunden an Rumpf und Körpergliedern heilen ohne weiteres Zutun, während Carla F. noch schläft. Auch bei den kleinen Absterbevorgängen im Marklager des Gehirns beobachtet das Ärzteteam eine langsame Besserung.

Als Carla F. allmählich aus dem Koma erwacht, ist es ihr möglich, mit dem Blick der ärztlichen Ansprache zu begegnen. Auf ein Ziel hin ausgerichtete Bewegungen kann sie nicht ausführen. Ihr Griff geht über das Ziel hinaus oder ist zu kurz. Die lebenserhaltenden Maßnahmen sind nun nicht mehr notwendig. Die folgenden vier Monate verbringt Carla F. in einer Klinik zur neurochirurgischen Rehabilitation.

Im Reha-Zimmer steht bald eine Uhr auf dem Nachttisch, die ihre Schwester mitbringt. An ihr erfährt die Patientin einen ersten Eindruck, wie sich die neurologischen Verletzungen auswirken. Die Patientin weiß zwar, dass es eine Uhr ist und weiß, wofür sie da ist, dass die Zeiger auf ihr bekannte Zahlen zeigen, aber die Bedeutung, kann sie jetzt nicht erfassen. Wortfindungs- und Gleichgewichtsstörungen sind neurologische Folgen der Erschütterung. Ständig ist das Gefühl da, nach links wegzudriften.

Das Ärzteteam findet bei einer neuerlichen Untersuchung positive Veränderungen. Im Gehirn sind immer noch die bei der ersten Untersuchung aufgefallenen Läsionen erkennbar. Sie haben aber ihre Größen deutlich verringert. Die orthopädischen Verletzungen heilen allmählich wie erwartet. Im linken Arm treten Krampfanfälle auf und es wird befürchtet, dass ein Knie steif bleibt.

Weiterhin werden die Gliedmaßen von Physiotherapeuten gymnastiziert. Carla F. kommt zu dieser Zeit in einem Rollstuhl voran. Als es möglich ist, den Rollstuhl allmählich zu verlassen, übt Carla F. das Gehen wie ein etwa einjähriges Kind neu ein. Die Muskeln sind verkümmert und die Motorik ist durch die gewaltige Erschütterung des Stammhirns ebenfalls betroffen. In der anschließenden 4-wöchigen Rehabilitation im Januar 1999 unterstützt aber bereits ein Gehwagen die ersten selbstständigen Gehversuche in den Gängen der Klinik. Dieser kann nach einigen Wochen durch einen Rollator ersetzt werden. Das bewusste Aufsetzen und Abrollen des Fußes zu trainieren ist mühsame Arbeit und fordert alle Aufmerksamkeit und Konzentration von Carla.

Die Hippotherapie beginnt
Mit diesen orthopädischen und neurologischen Schädigungen und Einschränkungen kommt die Patientin zur Hippotherapie. Sie berichtet, dass sie allein nie auf den Gedanken gekommen wäre, es mit Kranken-

gymnastik auf dem Pferd zu versuchen. Bei einem zweiten Rehabilitationsaufenthalt bringt eine Verwandte, die als Krankenschwester tätig ist, sie auf den Gedanken ihr Therapieprogramm durch Hippotherapie zu ergänzen. Darauf hin fragt Carla F. beim Ärzteteam nach, ob dies in ihrem Fall überhaupt angezeigt wäre. Die behandelnden Mediziner stimmen zu und es gelingt, einen der raren Plätze zu erhalten.

Nach zwei weiteren Wochen, Ende Februar 1999, erscheint es Carla F. dann „ganz schön langweilig, wenn man selbst schon mit zwei Jahren auf dem Pferd saß", denn „man wird vom Therapeuten nur im Schritt durch die Halle geführt". Doch ist sie voll innerer Freude und auch ein ganz klein wenig stolz, endlich wieder einmal so weit oben sitzen zu können. Die Hippotherapie beschreibt sie als eine ruhige Behandlung, bei der es wenig Abwechslung gibt.

Die gleichlaufende Bewegung, die zu den wirkenden Grundlagen der Hippotherapie gehört, beeinflusst ihre Körperwahrnehmung. Die andauernden Bewegungsimpulse regen ihre Gleichgewichtsorgane zu sensomotorischem Lernen an. Das heißt, Carla F. nimmt den Vorgang des Reitens auf dem Pferd als gleichlaufende, sinnliche Erfahrung anders wahr als früher. Die Wahrnehmung mit den Fernsinnen wie dem Auge ist sehr viel bedächtiger, und ihrem Hörsinn erscheinen in der Ruhe der Halle das Auf- und Abfußen im Sand etwas wie der Spaziergang am Meer. Der Geruch der Pferde erinnert sie an Stunden mit ihrem Pferd und an Zeiten, in denen sie ihr Pferd als einen Spiegel für ihre Gefühle empfand. Berührungen mit dem tastenden Nahsinn über die Handflächen vermitteln ihr Wärme und Geborgenheit und sorgen für eine innere Freude.

Carla F. gefällt, dass nicht viel geredet wird, außer Hallo und Auf Wiedersehen. Gerne lässt sie sich auf diese ruhige Stunde der Hippotherapie ein, in der sie sich getragen fühlt und dabei passiv durch das Pferd sanft gymnastiziert wird. Die Matte der Krankengymnasten ist sie müde und sie empfindet die Hippotherapie als eine Rehabilitation von der Rehabilitation. Wohl tut der Patientin auch, dass sie dem Klinikalltag mit seinen üblichen Therapien für zwei halbe Tage in der Woche entfliehen und sich so für kurze Zeit mit etwas ganz anderem beschäftigen kann.

Körperkontakt und Gesamtstimmung
Carla F. sitzt ohne Sattel auf dem Pferd. Die Sitzunterlage bildet eine Decke, die entweder unter einen Gurt mit Griffen geschnallt oder fest damit verbunden ist. Die Schwingungskräfte können sich so gut übertragen. Der direkte Kontakt zum Pferd wärmt Carla F. angenehm, sowohl körperlich als auch seelisch. Es gibt viele Spannungen, die sich lösen und der Kopf wird auch klarer. Dies erlebt sie nun zwei Mal in der Woche für je 20 Minuten. Die gesamte hippotherapeutische Einheit ist für die Dauer eines Monats angelegt. Schon als sie nach der ersten Anwendung vom Pferd absteigt bemerkt sie deutlich, dass sie viel besser gehen und ihr Gesäß wieder spüren kann.

Erkundigt man sich bei Carla F., ob die dreidimensionale Schwingung des Viertakts im Schritt vom Pferd nicht auch durch eine technische Einrichtung ersetzt werden kann, antwortet sie mit einem bestimmten „Nein". Denn Hilfsapparate und -einrichtungen, die einen zwar vorwärts bringen, sind Technik. An der Hippotherapie erscheint Carla F. besonders hilfreich, dass das Pferd lebt und auch mit ihr leben kann – in dem Moment, in dem sie auf seinem Rücken sitzt.

Individuelle Erfahrungen
Carla F. empfindet heute noch, dass damals nicht nur die physische Wirkung von der Hippotherapie ausging. Für sie war es schon wunderbar, wieder den Geruch von Pferden in der Nase zu haben. Er weckte etwas Altvertrautes in ihr. In der Hippotherapie sei ihr das Pferd nicht als treuer Kamerad begegnet, wie früher in der Freizeit das eigene, aber sie traf auf ein liebes, ruhiges Tier. Diese Form der Begegnung hatte das Pferd nicht zum Spiegel ihrer Seele werden lassen wie früher. Doch die Wirkungen auf den Körper seien eine hilfreiche und gute Erfahrung gewesen.

Zehn Jahre sind mittlerweile seit dem Unfall vergangen und Carla F. ist Mutter geworden. Noch ist es nicht gelungen, die Muskulatur eines Fußes wieder vollständig herzustellen. Trotzdem klappt es mit allen Verrichtungen des Alltags. Und Carla F. hat ein Wunschziel, eine weitere Ausbildung zu machen verwirklicht. Sie arbeitet jetzt als Yoga-Therapeutin.

Hippotherapie bei Kleinkindern
Ein eigenständiger Bereich hippotherapeutischer Arbeit ist die frühe Förderung von Kleinkindern, deren Bewegungsabläufe gestört sind. In der Regel werden Kinder mit einem Mindestalter von drei Jahren oder einer Mindestkörpergröße von einem Meter behandelt. Angezeigt ist die Hippotherapie bei Kindern dann, wenn ein gleicher therapeutischer Erfolg mit anderen naturgegebenen Mitteln wie etwa aus Wasser, Wärme, Luft und Licht nicht erreicht werden kann.

Behandelt werden Störungen, die zum Beispiel durch Komplikationen und äußere Einflüsse während der Schwangerschaft oder auch bei der Geburt verursacht wurden und die eine Schädigung des Gehirns nach sich ziehen. Belastungen durch Sauerstoffmangel, chemische Stoffe, Strahlen sowie Bakterien- und Virengifte können solche Gründe sein, aus denen Störungen in der Zeit der Embryonalentwicklung hervorgehen.

Frühes Bewegungsangebot trainiert das Gleichgewicht
Im Mutterleib übt der Embryo bereits, sein Gleichgewicht zu halten. Lebensfähig außerhalb des Mutterleibes wird der Embryo in der Regel ab der 29. Schwangerschaftswoche. Wird der Embryo früh gebo-

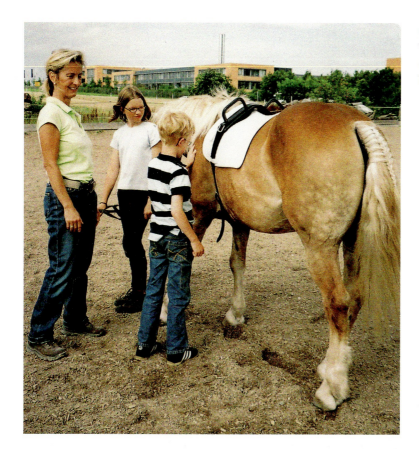

In Begleitung der Therapeutin begrüßt der Junge das Therapiepferd.

ren, gehen bis zu elf Wochen Vorbereitungszeit verloren. Schon nach den ersten drei Schwangerschaftsmonaten ist die Organbildung beim Menschen abgeschlossen.

Die Ohren dienen schon etwas früher der Aufnahme, Leitung und Empfindung von Schallwellen sowie zur Orientierung über die Lage im Raum durch die Gleichgewichtsorgane, die eng bei den Hörorganen liegen. Die Schwerkraft der Erde ist die Bezugsgröße der Schweressinnesorgane. Sie leiten empfangene Informationen über die Lage im Raum an das Gehirn weiter. So melden sie Abweichungen des Kopfes von der Senkrechten, wie das etwa bei der linearen Beschleunigung eines anfahrenden Zuges der Fall ist oder auch im Vorwärtsbewegungsablauf des Pferdes. Ähnliches gilt für den Drehsinn, dessen Aufgabe es ist, die Bewegungen des Körpers um alle Raumachsen zu messen. Er ist ebenfalls nah den Hörorganen untergebracht. Sinnesreize aus den **Schwere- und Drehsinnesorganen** lösen Reflexe aus, die der Erhaltung des **Gleichgewichts** dienen.

Erste Reize, die aus den Bewegungen der Mutter gedämpft in die vergleichsweise schwerelose Umgebung des Embryos übertragen wer-

Bauchlage auf dem stehenden Pferd.

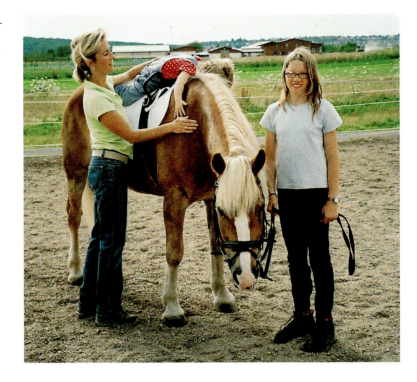

den, bereiten ihn auf die Wirkungen der Schwerkraft im Lebensraum Erde allmählich vor. Diese Reize wirken auf die Schweressinnesorgane und den Drehsinn und lösen **Stellreflexe** aus, die Muskeltonus und Körperhaltung in Übereinstimmung mit dem Gleichgewicht bringen.

Fachliche Erfahrungstexte aus der therapeutischen Arbeit mit **Frühgeborenen** berichten, dass die Entwicklung eines Kindes umso günstiger beeinflusst werden kann, wenn die sinnlichen Erfahrungen aus der Bewegung im Mutterleib, die zu früh abgebrochen wurden, möglichst früh anderweitig ersetzt werden. Dies geschieht durch die dreidimensionalen, rhythmischen Bewegungen des Pferdes, die für die Gleichgewichtsorgane ein ähnlich reiches Reizangebot bieten wie die echte Mutterbauchschaukel.

Bauchlage und Vierfüßlerstand

Eine Form der Anwendung ist, dass von schweren Behinderungen betroffene Kinder passiv, fast regungslos in Bauchlage, auf dem Pferderücken gehalten werden. Die dreidimensionale Schaukelbewegung während der Therapieeinheit wird rhythmisch auf den Körper des Kindes übertragen. Wenn aus der Bauchlage im Verlauf der frühen Förderung eine aufrechte Haltung entwickelt wird, dann kommt das Kind in die Lage, den Platz auf dem Pferderücken im üblichen Schulungssitz der Hippotherapie, dem Spreizsitz, zu nutzen. Daran kann

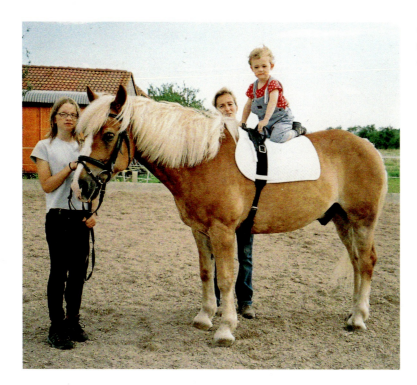

Übung zum Vierfüßlerstand auf dem stehenden Pferd.

eine weitere hippotherapeutische Ausbildung zu Bewegungsprogrammen, die etwa dem Gehen dienen, angeschlossen werden. Hippotherapeuten zählen diese beiden Übungen streng genommen nur als Vorbereitung für den Spreizsitz.

Eine weitere Übungshaltung in waagerechter Weise ist der Vierfüßlerstand auf dem Pferd. Diese Aufgabe trainiert zusätzlich die Gleichgewichtsorgane im Vorwärtsgang.

Der Körper des Kindes wird durch die Pferdebewegung aufgefordert, die **Rumpfbalance** zu finden. Angenommen wird überdies, dass die gleichzeitige Vorwärtsbewegung, die sich über die Wirbelsäule und den Rumpf des Kindes mitteilt, eine vorbildliche Reizfunktion ausübt, die dem Krabbeln und Kriechen ähnliche Bewegungsmuster vermittelt. Auch der Vierfüßlerstand auf dem Pferd regt weitere Bewegungen an. Er fördert das Greifen und Abstützen mit den Händen und auch Abheben des Kopfes und Körpers. Im Rahmen dieser extremen Lage auf dem Pferderücken können die Kinder Hand-, Arm- und Kniestützfunktionen entwickeln.

Die Schulung des Kinderkörpers in den **waagerechten Ebenen** der Bauchlage und des Vierfüßlerstandes wirken bildend auf die nervliche Verknüpfung zum Ablauf von Bewegungen und damit entwickelnd auf Koordination und Bewegungsmuster, in den durch das Pferd übertragenen Bewegungsreizen.

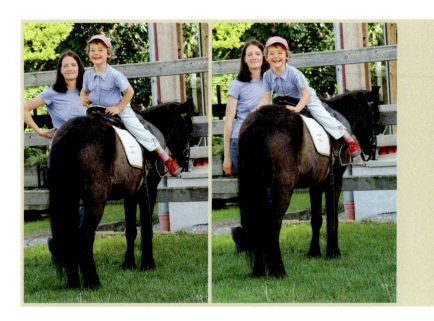

Zur Sicherung des Spreizsitzes und zum Einfinden in die Bewegung, nimmt die Therapeutin einen unterstützenden Platz hinter dem reitenden Kind ein.

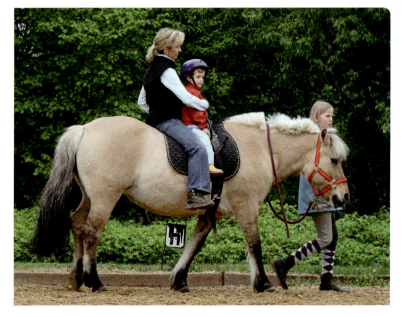

Bauchlage und Vierfüßlerstand können dann grundlegend gemeinsam mit den Erfahrungen aus den Bewegungsabläufen, die im Gehirn schon vorgeprägt sind, die in der menschlichen Entwicklung weiter folgende Aufrichtung des Körpers zu einer sitzenden Position in senkrechter Ebene, unterstützen.

Hippotherapie bei Kleinkindern

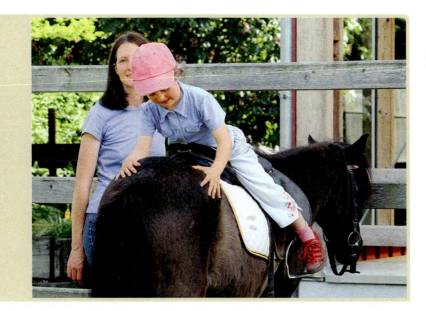

Auf dem Pferd beginnt das Kind freudig spielerisch zu experimentieren und es neugierig zu erkunden.

Aufrichtung durch Spreizsitz

Die Übungen sollen die Aufrichtung aus der waagerechten in eine senkrechte Position bewirken. Wird dieses Ziel erreicht, so schließt sich die hippotherapeutische Arbeit in ihrer ursprünglichen Weise an. Deutlich wird dieser **Wechselpunkt** an den Reaktionen des Kindes. Im Falle einer günstigen Entwicklung wird es dem Kind zunehmend möglich, aus den übermittelten Bewegungsreizen des Pferdes heraus „Gleichgewichts- und Balancierprogramme" abzuspeichern und bei Bedarf abzurufen. Das Kind zeigt dann allmählich mehr Sicherheit auf dem Pferderücken, was sich beispielsweise in spielerisch eingenommenen Haltungen und Reaktionen auf die Pferdebewegung spiegelt.

Schritt als Übung zum Runden von Bewegungsabläufen

Gehen Kinder beispielsweise unkoordiniert, vielleicht aufgrund mangelnder nervlicher Verknüpfungen zur Abstimmung von Bewegungsprogrammen im Kleinhirn, setzt der Hippotherapeut das Pferd zuvorderst so ein, dass durch das Sitzen des Kindes auf dem im Schritt geführten Pferd, das Schwingungsmuster und damit ein nervliches Impulsbild des Gehens über den Pferderücken an das Kind übermittelt wird.

Angepasstes Übungsprogramm

Für Kinder mit **frühkindlicher Hirnschädigung** kann ein Übungsprogramm speziell ausgesucht werden. Dann werden einzelne Elemente aus dem Gesamtspektrum der Pferdeeigenschaften in der Behandlung betont, nach Bedarf berücksichtigt und dosiert. Im Verlauf der Stunde

Übungen wie die zusätzliche Balancefindung durch das Heben der Arme, einzeln und zusammen, vermitteln Empfindungsnuancen für die Ausbildung des Gleichgewichts.

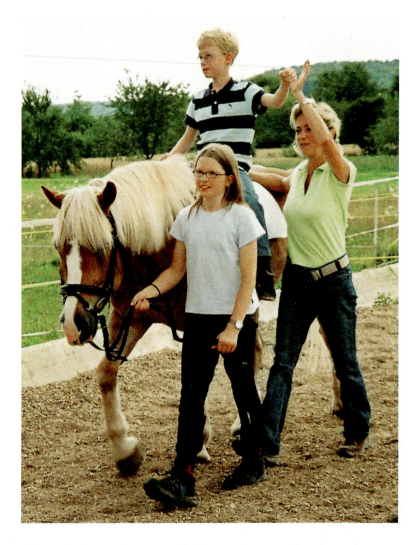

schätzt das hippotherapeutische Team jederzeit aufmerksam die gegenwärtige Situation ein und gestaltet die Therapieeinheit entsprechend.

So kann es sein, dass in einer Stunde die Aufmerksamkeit des Kindes darauf gelenkt wird, das Schnauben zu **hören** und in der nächsten vielleicht das **Riechen** in den Vordergrund tritt. Ein anderes Beispiel wäre ein vertiefter Körperkontakt durch **Streicheln**. Das Kind soll damit zur Entwicklung seiner Wahrnehmung und geistigen Fähigkeiten angeregt werden. Es spürt das weiche Fell und beginnt vielleicht, darüber zu sprechen.

Bei Bewegungsstörungen eines Kindes, die mit einer **verlangsamten Entwicklung** auf geistiger Ebene und einem **Mangel** innerhalb des

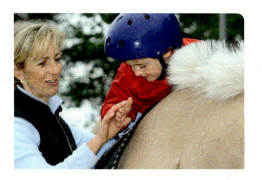

Die Therapeutin fördert mit einer soziomotorisch-psychomotorischen Übung die tastende Wahrnehmung. Das Kind legt die Hand an den Hals des Pferdes. Es spürt Wärme und neigt sich dem Pferd zu.

aktiven Prozesses der **Wahrnehmung** verbunden sind, eignet sich die Arbeit mit dem Pferd ebenso. Das Kind zeigt dann beispielsweise wenig Interesse, neue Orte aufzusuchen um neue Erfahrungen zu sammeln. Es klettert zum Beispiel nicht auf Bäume, Steine oder balanciert nicht auf Linien und Bordsteinen. Vielleicht reckt das Kind den Hals wenig oder überhaupt nicht, wendet seinen Kopf mit Augen, Ohren und Nase nicht, um etwas genauer zu erkunden, verlagert eine tastende Hand nicht, um besser zu fühlen oder es verzichtet darauf, Gegenstände zu heben und zu drehen, um sie zu betrachten.

Bei der Therapie werden dann Elemente in die therapeutische Arbeit eingeflochten, die eine psychomotorische Einwirkung begünstigen. Neben den positiv auf den koordinierenden Informationsaustausch zwischen den Hirnhälften wirkenden Schwingungen aus der Pferdebewegung ermutigt der begleitende Hippotherapeut das Kind zu verschiedenen Aktionen, die die Wahrnehmung trainieren. Er sagt dann etwa: „Schau mal, wo das Pferd da hinschaut. Was sieht es denn da?"

Qualifikation des Hippotherapiepferdes

Bei der Hippotherapie wird die Gangart Schritt therapeutisch genutzt. Er ist die Hauptgangart des Pferdes. Untersuchungen der Arbeitsgruppe Tierschutz und Pferdesport aus dem Jahre 1992 belegen, dass sich Pferde unter naturnahen Bedingungen zur Futteraufnahme im Sozialverband Herde bis zu 16 Stunden in dieser Gangart bewegen. Auch unter Dressurreitern ist der Schritt stets eine Aufgabe, die mit Respekt geübt wird. Denn die acht Phasen des Schritts gleichmäßig in Rhythmus, Takt und Tempo so zu gestalten, dass ein ansehnlicher Bewegungsfluss sichtbar und spürbar wird, verlangt großes Geschick von Pferd und Reiter.

Das Gleichmaß der Schrittbewegung und die Richtigkeit der Fußfolge sind die gesundheitsfördernde Grundlage für die Übertragung der 90 bis 110 Schwingungsimpulse auf den Reitenden in der Hippotherapie. Deshalb sind die **Ausbildung** und das **laufende Training** des Schritts für das hippotherapeutische Gesamtprogramm bestimmend.

> **Ein Hippotherapiepferd muss verlässlich sein**
> - im Umsetzen von Anweisungen und Wünschen
> - im Aushalten der Anforderungen des therapeutischen Betriebs

Neben dem Schritt rückt die Ausbildung innerer und äußerer Eigenschaften in den Mittelpunkt.

Ausbildungsdauer

Die Dauer einer Spezialausbildung ist abhängig von der Intensität der Ausbildung, vom Geschick und der Erfahrung der Ausbildenden und von der Auffassungsgabe des auszubildenden Pferdes. Ein „Durchziehen" der Ausbildung in kurzer Zeit ist nicht ratsam, da es in der Praxis nicht möglich ist, die dem Pferd vermittelten Inhalte sicher zu festigen. Für die Zeit der Ausbildung werden in der Regel einige Monate angesetzt.

Auf die Grundausbildung aufbauen

In der Hippotherapie folgt die Spezialausbildung der allgemeinen Grundausbildung. Die Sicherheit der Teilnehmer und die therapeutische Wirksamkeit bei den Patienten hängen von der Ausbildung ab. Sie soll ein angenehm gehendes Pferd hervorbringen, das gehorsam, willig, leistungsfähig und geschickt den fachlichen Anforderungen entsprechen kann. Für das Aufbauprogramm Hippotherapie gelten diese Punkte dann in verstärktem Maße.

Die Aufgaben des Hippotherapiepferdes

Ist die Entscheidung für ein geeignetes Therapiepferd grundsätzlich getroffen, das heißt, es wurde eines gewählt, dessen Eigenschaften den Voraussetzungen, wie ab Seite 24 beschrieben, entsprechen, gilt das weitere Augenmerk den speziell erforderlichen Eigenschaften, die das Pferd für die hippotherapeutische Arbeit mitbringen soll.

Maßgebend ist jetzt die Einschätzung der Gangart Schritt und weiterer, für die hippotherapeutische Nutzung bedeutender Eigenschaften, die sich aus dem Therapiealltag und den interaktiven Rollenerfordernissen der Therapieteilnehmer ergeben. In den laufenden therapeutischen Programmen ist das Pferd sowohl mit seinen Gesamtmerkmalen als auch mit seinen Sondereigenschaften dazu aufgefordert, in diesem Alltag eine **tragende Vermittlungsrolle** einzunehmen.

Das Pferd trifft in dem wiederkehrenden Spannungsfeld der therapeutischen Einheiten auf die Wünsche der Reitenden und des Therapieteams. So mag der auf dem Pferd Sitzende vielleicht einfach sitzen oder auch einmal tastenden Kontakt herstellen. Dazu kann er auch im Rahmen einer Übung einmal aufgefordert sein. Auf der anderen

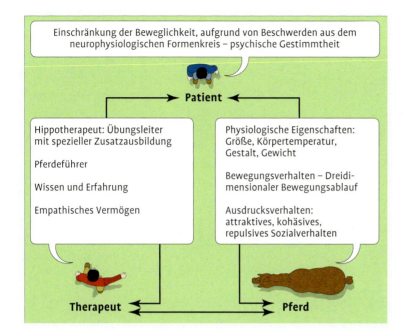

Das therapeutische Dreieck in der Hippotherapie mit den spezifischen Anforderungen an die Teilnehmer.

Seite begegnet das Pferd den Anweisungen des therapeutischen Teams. Die Mitarbeiter übernehmen die Rolle, den Reiter in größtmöglich gesicherter Situation zu fördern. Die Anforderungen werden in der Ausbildung und im Training vom Ausbilder vorformuliert und geübt.

Das Rüstzeug des Hippotherapiepferdes

Das Hippotherapiepferd braucht eine bestimmte Widerristhöhe. Dies muss bei der Auswahl berücksichtigt werden. Dann kann die Ausbildung beginnen. Der Ausbilder bringt dem Pferd bei, aufmerksam den Worten, Gesten, der Mimik und Körpersprache, sowie den Handlungen des jeweils Anleitenden zu folgen. Das Pferd soll dieses Bündel von Hinweisen in eine schwingende, wohltuende Aktion seiner Beine und Haltungen so **umsetzen** und **aushalten**, dass die dosierte Bewegung dem Reiter Linderung und Besserung bringt.

Aus diesen Anforderungen ergeben sich als spezielle **Ausbildungsziele** in der Hippotherapie:
- Tragkraft trainieren und erhalten
- Verfeinern der Wirkung der Schwingungsimpulse
- Training von ungewohnten Berührungen

Ältere Pferde sind, in der Regel, aufgrund körperlicher Verschleißerscheinungen und damit einhergehender Bewegungseinschränkungen, mit den Anforderungen des hippotherapeutischen Betriebs leicht überfordert.

Anforderungen des hippotherapeutischen Alltags an innere und äußere Eigenschaften des Therapiepferdes.		
Entscheidende Anforderungen an das Hippotherapiepferd	Innere Eigenschaften	Äußere Eigenschaften
Aushalten		
Unbewegt still stehen, um den Reitenden sicher auf das Pferd setzen zu können und während der Übung durch das hippotherapeutische Team zu sichern	Temperament Gehorsam	
Ungewöhnliche Berührungen an ungewöhnlichen Stellen (z.B. Flanken, plötzliche Berührung, etc.)	Temperament Gehorsam Gelehrsamkeit	
Ungewöhnliche Geräusche	Temperament Gehorsam Gelehrsamkeit	
Ungewöhnliche Gewichtsverteilungen oder -verlagerungen	Gehorsam Gelehrsamkeit	Tragkraft Befähigung zur Bewegungsfolge
Zwei bis vier therapeutische Einheiten pro Tag zu jeweils etwa 20 Minuten in kontinuierlichem Gleichmaß des Bewegungsflusses abgehen	Temperament Gehorsam	Tragkraft Befähigung zur Bewegungsfolge
Rhythmische, taktreine ausdauernde Bewegungsfolge im Schritt aus einem tragfähig gestalteten Gebäude verbunden mit einem ausgeglichenen Temperament	Temperament	Genotyp, Tragkraft Befähigung zur Bewegungsfolge
Umsetzen		
Hören, Verstehen, Annehmen von Anweisungen verschiedener Mitteilungsformen	Bereitschaft zur Verständigung Gelehrsamkeit	
Schnelle, ruhige Reaktionen auf leise Anweisungen durch Stimme, Zügel-, einrahmende Langzügelhilfe, Körpersprache, Gestik, verlängerten Arm = Gerte	Bereitschaft zur Verständigung Gehorsam Gelehrsamkeit	Befähigung zur Bewegungsfolge
Anpassung der Geschwindigkeit	Temperament Gehorsam Gelehrsamkeit	Befähigung zur Bewegungsfolge

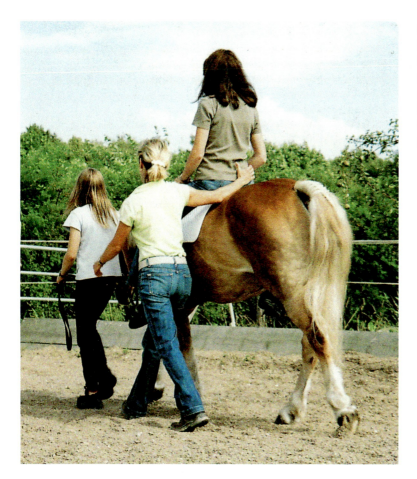

In der Therapie sichert bei Bedarf ein Arm den Sitz des Reiters. Ist das Pferd größer, liegt der umfangende Arm höher. Verspannungen beim Patienten mindern die Sicherheit.

Größe. Die günstige Größe des Pferdes bewegt sich bei einer Widerristhöhe von 150 bis 160 cm. In der Praxis hat sich gezeigt, dass dann die Schrittlänge ausreicht und die Reitenden vom Boden aus gut gesichert werden können.

Tragkraft trainieren und erhalten. Die Tragkraft des Pferdes ist für die hippotherapeutische Praxis von entscheidender Bedeutung. Fachleute verstehen darunter eine durch Übung erzielbare Umverteilung des Körpergewichts des Pferdes inklusive des Reiters auf alle vier Beine, die dazu führt, dass das Pferd sich und den Reiter in spezieller Weise ausbalanciert und trägt.

Im Alltag trägt das Pferd sich selbst, indem es zirka 55 Prozent des Körpergewichts auf die Vorhand legt und 45 Prozent auf die Hinterhand. Die Tragkraft besitzt außerdem eine große Schubfunktion. Mit den vorderen Gliedmaßen stützt das Pferd den Körper. Mit der Ausbildung der Tragkraft wird das Gewicht mehr auf die Hinterhand verlagert. Das Pferd geht dabei vorwärts und abwärts geradeaus, das heißt, dass die Vorhand auf die Hinterhand eingestellt ist. Das Bild des Betrachters der Bewegung verändert sich, wenn die Hinterhand mehr Körpergewicht trägt. Experten bezeichnen diesen Vorgang als „unter den Schwerpunkt treten". Es entsteht dann das Bild eines vorwärts-aufwärts schreitenden Pferdes.

Mit dem Gewinn der Tragkraft erhöht sich der Wirkungsgrad der Schwingungsimpulse für die therapeutische Nutzung. Ausbilder und Trainer gewinnen die Tragkraft, indem sie durch das Antreiben der Hinterhand diese dazu veranlassen, den Raumgriff der Schritte zu vergrößern. Damit wird die Schubkraft aus der Hinterhand des Pferdes aktiviert. Die zügelführende Hand fängt dann die zunehmende Vorwärtsbewegung auf und leitet sie über einen durchlässigen Rücken zur Hinterhand zurück. Diese nimmt untertretend mehr Gewicht auf und die Vorhand wird entlastet.

Das Pferd kommt damit in eine Lage, sich selbst und den Reiter **immer wieder neu auszubalancieren** und zu tragen. Für die Hippotherapie wird so aus der Schrittbewegung ein **maximaler Wirkungsgrad** erreicht, das heißt die Schwingungsimpulse werden intensiv an den Reiter übermittelt. Dessen Körper balanciert nun diese Schwingungsimpulse laufend über das eigene Gleichgewichtsempfinden wieder aus.

Die Tragkraft wird für den Therapiebetrieb durch gymnastizierendes Reiten außerhalb des Therapiebetriebes geübt. Ausbildende und Trainer trimmen die Tragkraft durch **versammelnde Übungen.** Dazu gehören Übungen wie Zirkel verkleinern und vergrößern oder auch Schulter herein.

Beim Hippotherapiepferd soll die Wirkung der Schwingungsimpulse beim Tempowechsel erhalten bleiben. Versammelnde Übungen, die zum Training der Tragkraft beitragen, bilden damit auch eine Grundlage für **Verkürzungen** oder **Beschleunigungen** des Tempos im Schritt, ohne dabei den wirkungsvollen Rhythmus oder Takt aus den Bewegungen zu vermindern. So kann die Wirkung der hippotherapeutischen Übung entsprechend dosiert werden.

Verfeinerung der Wirkung von Schwingungsimpulsen. Über die Dosierung durch Tempowechsel hinaus kann die Wirkung der Schwingungsimpulse über Hufschlagfiguren weiter verfeinert werden. Aus dem Fundus der verschiedenen Figuren wählt der Pferdeführer die Wendungen und Biegungen aus, die am besten geeignet sind, den Beschwerden des Behandelten gezielt beizukommen. Die Anweisungen gibt er über den Langzügel an das Pferd weiter. Für einen günstigen Wirkungsgrad ist es bei allen Übungen immer wichtig, Takt, Schwung, Rhythmus und Tragkraft beizubehalten.

Vorbereitung auf spezielle Anforderungen in der Praxis
Bevor ein Therapiepferd den Rahmen hippotherapeutischer Anforderungen ausfüllen kann, ist innerhalb der abgestimmten Sonderausbildung eine Schulung erforderlich. Das Pferd wird mit ihm bisher **Fremdem** vertraut gemacht. Dies sind hier unterschiedliche Gewichtsbelastungen oder Druckgegebenheiten, die Reiter aufgrund ihrer persönlichen körperlichen Verfassung auf das Pferd übertragen. Auf solche Gegebenheiten wird das Pferd speziell vorbereitet, weil es normalerweise durch seine Grundausbildung Hilfen des Reiters in Körperbiegung und Richtungswechsel umsetzt und so nach rechts oder links läuft. Ein normal ausgebildetes Pferd erkennt seine Aufgaben an der sogenannten Hilfengebung des Reiters über Gewicht, Schenkel und Zügel.

Das Pferd lernt in der spezifischen Ausbildung, sich unter den schwierigen Bedingungen auszubalancieren. Das therapeutische Team stabilisiert die Balance des Pferdes in der Praxis gerne mit dem Langzügel. Dieser umrahmt das Pferd neben der Stimme und trägt so dazu bei, dass fehlende Mitteilungen über die Gewichts- und Schenkelhilfen ein wenig ausgeglichen werden.

„Schiefe" braucht Ausgleich. Pferde gehen vor einer Ausbildung mit einer natürlichen Schiefe, die beispielsweise auch bei Hunden zu beobachten ist. Sie treten mit Vorder- und Hinterbeinen nicht geradeaus in einer Spur, sondern etwas seitlich versetzt. In der Grundausbildung von Pferden wird durch das Geraderichten die Vorhand so auf die Hinterhand eingestellt, dass eine einzige Spur entsteht. Ohne diese grundsätzliche Einstellung ist die Entwicklung der Tragkraft und der Schwingungsimpulse ungünstig. Das häufig ungleich verteilte Gewicht bei der praktischen Arbeit der Hippotherapie bedingt ebenfalls „Schiefe" für das Pferd. Daher braucht das Therapiepferd eine **Ausgleichsgymnastik**, die dazu beiträgt, die Tragkraft zu erhalten. Dieses Training besteht aus Übungen zur Geraderichtung wie etwa das losgelassene, schwungvolle, gerade gerichtete Vorwärtsreiten mit Aktivierung zu einer tätigen Hinterhand auf geraden und gebogenen Linien.

Ausbildung der inneren Merkmale
Pferde als Fluchttiere reagieren auf ungewöhnliche Berührungen mit Erschrecken. Ganz besonders, wenn sich die Ereignisse außerhalb ihres Sichtfeldes befinden. Dies kann sich in einer **Meidereaktion** äußern, zum Beispiel in einem ausweichenden Sprung zur Seite. So können durch Patienten verursachte, bei verschiedenen Erkrankungen auftretende Krampf- und Zuckbeschwerden, wenn sie dem Pferd unbekannt sind, ein Meideverhalten hervorrufen. Um dieses Risiko zu verringern, ahmt der Trainer die Kennzeichen des jeweiligen Krank-

heitsbildes wirklichkeitsgetreu nach und macht das Pferd so damit vertraut.

Andere innere Merkmale, die zum Umsetzen und Aushalten der hippotherapeutischen Nutzung von Bedeutung sind, müssen in der Anlage des Pferdes vorhanden sein. Sie werden im Zuge der Ausbildung der äußeren Eigenschaften mit ausgebildet und im Grunde bei jeder Ansprache und Aufforderung zum Handeln abgefragt und geübt. So ist schon eine Begrüßung des Pferdes eine Trainingseinheit zur Verständigung.

Eine kombinierte Übung, die das Aushalten des 20-minütigen Schrittzyklus trainiert, wäre beispielsweise ein Ausritt, der aus einer 30-minütigen getragenen Schrittsequenz in wechselndem Tempo und dem Reiten runder Linien besteht. Daran angeschlossen werden vielleicht **Berührungsübungen**, Anhalten auf Stimmanweisung, oder auch das **Vorbeireiten** an einer **Maschine**, sowie das Auf- und Absteigen von erhöhten Plätzen.

Zeit zur Reife

In der hippotherapeutischen Praxis werden ausgebildete, erfahrene und mitdenkende Therapiepferde, die durchaus unterschiedliche Merkmalsprofile aufweisen, als wertvoller Besitz eingeschätzt. Ein Hippotherapiepferd ist nicht leicht austauschbar. Ausbilder und in der Hippotherapie arbeitende Fachleute empfehlen eine liebevolle Gestaltung, die ohne Zeitdruck auskommt, als Leitlinie für die Ausbildung. Dem Pferd sollte soviel Zeit gegeben werden, die es braucht, damit sich gemachte Erfahrungen setzen können. Gleichzeitig ist die Investition von Zeit und Einfühlsamkeit in die Ausbildung des Pferdes die bestmögliche Grundlage für eine lang anhaltende, alle Seiten zufriedenstellende Einsatzfähigkeit.

Heilpädagogisches Reiten und Voltigieren

Charakteristisch für diese Therapie ist, dass die Bewegungen des Pferdes und des Reiters miteinander auf verschiedenen Ebenen in Wechselwirkung treten. Dieser Bewegungsdialog findet zwischen Pferd, Pädagogen, Kindern, Jugendlichen, erwachsenen Einzelpersonen oder Gruppen statt.

Die wichtigste **Eigenschaft des Pferdes** für diese therapeutische Arbeit ist seine aus der **Zuneigung** zum Menschen folgende **Beziehungsfähigkeit**.

Das Heilpädagogische Reiten und Voltigieren als therapeutische Anwendung basiert auf Erkenntnissen aus der **Psychiatrie** und der **Erziehungswissenschaft**. Die Psychiatrie befasst sich mit Erkennung, Ursachen, Systematik sowie der Behandlung von seelischen Störungen. Die Erziehungswissenschaft setzt sich damit auseinander, wie aus dem jungen Menschen ein mündiges und selbstbestimmtes Mitglied der Gesellschaft wird.

Die therapeutische Maßnahme ist nicht unbedingt an eine Verordnung durch einen Arzt gebunden, sie kann aber von dieser Seite emp-

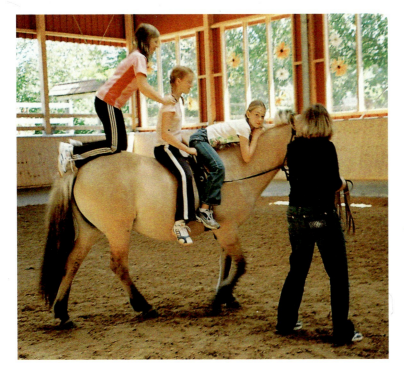

Der Bewegungsdialog zur sozialen, geistigen und psychomotorischen Entwicklung wird durch das Pferd im Stand und in allen Gangarten übermittelt.

fohlen werden. Angeraten wird heilpädagogisches Reiten und Voltigieren in der Regel durch Psychologen und Pädagogen in Abstimmung mit einem Arzt.

Anwendungsgebiete

Das heilpädagogische Reiten und Voltigieren wird zur individuellen Behandlung bei **Behinderungen** und **Verhaltensauffälligkeiten** eingesetzt, die etwa im Zusammenhang mit dem sozialen Umfeld entstehen und die **körperlich**, **seelisch** und **geistig** begründet sein können. Es wirkt sich auf grob- und feinmotorische Beeinträchtigungen aus und es werden Wahrnehmungsverarbeitungsstörungen, Autismus, minimale cerebrale Dysfunktionen (MCD) und Sprachstörungen behandelt. Im Bereich der Erziehung wird Heilpädagogisches Reiten und Voltigieren angewendet „wenn Erziehung schwierig wird" bei mehrfach behinderten Blinden.

Arbeitsinhalte

Den Teilnehmern vom Heilpädagogischen Reiten und Voltigieren werden Grundkenntnisse im Reiten oder/und Voltigieren vermittelt. **Neuromotorische** Übungen, wie beispielsweise die Arme in waagerechter Abwinklung vom Körper zu tragen, sind aus der Hippotherapie in diesen Anwendungszweig eingeflossen. Außerdem werden unwillkürliche Stell- und Anspannungsreaktionen des Körpers an räumliche Befindlichkeiten trainiert. **Sensomotorische** Übungen, die ebenfalls an die Übungsinhalte der Hippotherapie angelehnt sind, veranlassen den Körper beispielsweise dazu, sich selbst wahrzunehmen. **Sozio-** und **psychomotorische** Übungen, wie etwa das Loben des Pferdes zum Abschluss der therapeutischen Einheit, ermuntern dazu Kontakt herzustellen und Empfindungen mitzuteilen.

Durchgeführt wird das Heilpädagogische Reiten und Voltigieren mit drei teilnehmenden Parteien. Sie setzen sich aus reitlehrenden Pädagogen oder Übungsleitern, dem oder den Reitenden und den ausgebildeten Pferden zusammen.

Der Rahmen, in dem Heilpädagogisches Reiten stattfindet ist an die Bedürfnisse der Teilnehmer angepasst. Er reicht von Übungen in geschlossenen Umgebungen wie Halle oder Platz bis hin zu Reisen in andere Länder. Dort werden beispielsweise therapeutisch zusammenhängende Programme von Pädagogen geplant und durchgeführt. Sie können in langen Wanderungen mit Pferden bestehen und etwa durch Sozialarbeit oder Praktika in entsprechend ausgesuchten Entwicklungsprojekten ergänzt werden. Das Team beim Heilpädagogischen Reiten setzt sich in der Regel aus den Einzelpersonen Übungsleiter/in, Reiter/in und einem Pferd zusammen. Beim Heilpädagogischen Voltigieren besteht das Team aus Übungsleiter/in sowie einer Gruppe und dem Voltigierpferd.

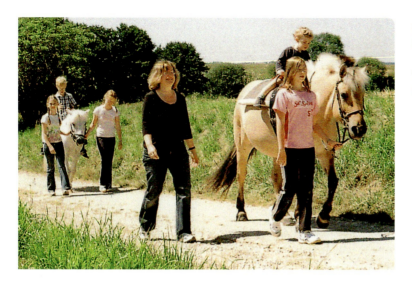

Die Übungen beschränken sich nicht unbedingt auf einen Ort, es finden auch Ausflüge mit dem Pferd statt.

Genutzte Eigenschaften und Kräfte des Pferdes
Im Unterschied zur Hippotherapie werden beim Heilpädagogischen Reiten und Voltigieren verstärkt die inneren Merkmale von Pferden in Kombination mit den äußeren genutzt. So bieten beispielsweise die Wärmeenergie der Körpertemperatur und die „soziale Energie" aus den Verhaltensweisen von Pferden Ansatzpunkte für die gezielte Bearbeitung der Probleme.

Gebräuchlich sind neben dem Schritt, beim hippotherapeutischen Reiten dem Hauptanteil der fördernden Kräfte, auch die in allen anderen Gangarten aus dem rhythmischen Vorwärtsgehen des Pferdes entstehenden Kräfte. Dies sind wie bei der Hippotherapie die dreidimensionalen Schwingungsimpulse, Beschleunigungs- und Zentrifugalkräfte, die hier zusätzlich noch im Zwei- und Dreitakt des Trabs und Galopps vermittelt werden. Je nach Standpunkt und Haltung der Teilnehmer werden die übertragenen Kräfte in unterschiedlichsten Körperpositionen über unmittelbare und mittelbare Berührungsstellen mit dem Pferd aufgenommen.

Wirkungsweise und Ziele

Das Heilpädagogische Reiten und Voltigieren basiert in seiner Wirkungsweise auf dem Zusammenspiel der arteigenen Merkmale des Pferdes. Die Übungen werden besonders bei Kindern und Jugendlichen hoch geschätzt. Vor allem die Möglichkeit zur **Beziehung** zwischen Pferd und den Therapieteilnehmern ist eine hilfreiche, weil enorm motivierende Alternative und Ergänzung zu anderen therapeutischen Maßnahmen wie etwa Krankengymnastik oder Psychotherapie.

Die heilpädagogische Arbeit mit dem Pferd soll Kindern, Jugendlichen und Erwachsenen den Umgang mit **Ängsten** und **Frustrationen** erleichtern. Durch die Arbeit mit den Pferden wird **Vertrauen** aufgebaut. Diese Zusammenarbeit bringt den Teilnehmern dann **Erfolgserlebnisse** und daraus folgend, im Zusammenwirken mit einer angemessenen Selbsteinschätzung, ein neues **Selbstwertgefühl** als persönliche Erfahrung. Die **Konzentrationsfähigkeit** wird geschult und verbessert.

Theoretische Ansätze zur Klärung von Wirkmechanismen

Aus den Voraussetzungen und Wirkungen, die das Pferd für das Heilpädagogische Reiten und Voltigieren mitbringt, stellt Carl Klüwer, 1987 als theoretischen Ansatz Voraussetzungs-Wirkungs-Paarungen zusammen:

Bewegungsfluss – Neurale Bahnung über dreidimensionale Schwingungen. Aus dem Bewegungsfluss, den das Pferd in allen Gangarten bietet, erfährt der Körper der Reitenden die Schwingungsimpulse, die über äußere und innere Aufnahme der Sinneszellen in die Bildung, Schaltung und Verknüpfung von nervlichen Leitungen umgesetzt wird wie in dem Kapitel Hippotherapie ab Seite 41 dargestellt.

Antwortendes Verhalten – Bio-Feedback über Selbstbalance des Pferdes. Das Pferd antwortet mit arteigenem, ausbalancierendem Verhalten auf das Gesamtgewicht, das es trägt. Das heißt, dass mit entwickelter Tragkraft des Pferdes, das Gewicht des Reitenden stetig ausbalanciert wird. Der Körper des Reiters wird in passiver Weise durch diese Impulse auslösenden Schwingungen des Pferderückens dazu aufgefordert, sich selbst immer wieder neu ins Gleichgewicht zu bringen wie in der Hippotherapie. Mit nervlichen Impulsen bemüht sich der Körper des Reiters über das Verkürzen und Verlängern der Muskeln Gegengewichte zu schaffen und sich stabil zu positionieren. Das gehende Pferd tut die Austarierungsarbeit unter dem Reitenden zum gleichen Zweck. Für das heilpädagogische Reiten zählt dieser Sachverhalt aber als antwortendes Verhalten, dass Vertrauen und Geborgenheit auf einer psychischen Ebene über einen physischen Einfluss bildet.

Bewegungsdialog – Prä-Gestisches Verstehen über Zusammenspiel der Hilfen. Reiter und Pferd treten in einen Bewegungsdialog, der sich einerseits aus den Gewichts-, Schenkel- und Zügelhilfen ergibt und andererseits aus dem Verständnis des Pferdes. Die Hilfen erfährt das Pferd grundsätzlich als gefühlvolles Schieben oder Verhalten, Druck ausüben oder lösen und schließlich Annehmen und Nachgeben. Das Pferd reagiert auf diese körperlichen Gesten des Reiters mit Verlangsamung oder Beschleunigung, Richtungswechsel, Aufnahme der Tragkraft und so fort. Aus Hilfengebung und der antwortenden Reaktion des Pferdes in Form von Gesten entsteht eine gemeinsame Verständigungsplattform.

Artspezifisches Verhalten in der Gruppe – Grundgestalt sozialen Lernens. Zur Erweiterung eines Bezugsrahmens bei den Teilnehmern des heilpädagogischen Reitens und Voltigierens auf sozialen Ebenen trägt das Pferd mit seinen arteigenen ausgeprägten Verhaltensäußerungen als Einzelwesen und als Teil eines Gruppenverbandes bei. Es wirkt als ein soziale Lerninhalte vermittelndes Vorbild, das gerne angenommen wird. Zum anderen, reagiert das Pferd sowohl auf das Verhalten einzelner Teilnehmer als auch auf die Stimmungslagen einer gesamten Gruppe und spiegelt so diese Stimmungen wider.

Die Reaktionen des Pferdes sind von den arteigenen Verhaltensmustern bestimmt und können von den Therapieteilnehmenden richtungsweisend gedeutet werden. So zeichnen beispielsweise die verschiedenen Formen der Umgangsweise mit anderen Mitgliedern des Pferdes innerhalb einer Herde ein Bild vor, das dem des an der Therapie beteiligten Teams ähnlich ist. Die Rolle des Übungsleiters findet sich in ihren Grundzügen als Schutzgebender und Führer sowie als Respektsinstanz im Leitpferd wieder, dem die Herde folgt. Im Leben der Familie nehmen Mutter und Vater oder ältere Geschwister diese leitenden, lehrenden, vorbildlichen und schützenden Aufgaben wahr.

Teilnehmern am heilpädagogischen Reiten und Voltigieren kann es über das Wahrnehmen und Kennenlernen solcher Bilder und Strukturen möglich werden, eigene Beziehungen zu nahe stehenden Menschen zu üben, sie in anderem Licht zu empfinden, zu erweitern, zu verändern oder diese Beziehungen überhaupt von Grund auf zu erfahren und zu lernen.

Pferd als Vorbild für Umgang miteinander

Ein weiterer Bereich ist das Lernen anhand des Umgangs der Tiere miteinander innerhalb einer Herde. Beispielsweise stellen zwei Tiere durch spielerisches Anstubsen Kontakt her. Für einen im zwischenmenschlichen Kontakt ungeübten Menschen, für den in der therapeutischen Situation die Möglichkeit besteht diese **Annäherung** bewusster zu erleben, könnte dies ein Bild werden, das der eigenen inneren Weltwahrnehmung beigefügt wird und dann als Vorlage zur **Kontaktaufnahme** dient. Ähnliches gilt für den Teil sozialen Lernens, der das Lernen von **Umgangs-, Beziehungs- und Verhaltensstrukturen** innerhalb der Gruppe umfasst. Auch hier lassen sich Pferde in der Herde und im Einzelumgang als Vorbild für soziale Verhaltensweisen nutzen. Dann gilt es zum Nutzen eines gemeinsamen Zieles das Wohl der Gruppe und das persönliche Verhalten in Einklang zu bringen.

In der Pferdeherde einigen sich die Einzeltiere untereinander, um die Herde zu erhalten, die Schutz und Geborgenheit vor traditionel-

Pferdepflege als eine Übung trainiert soziales Miteinander und Durchsetzungsvermögen.

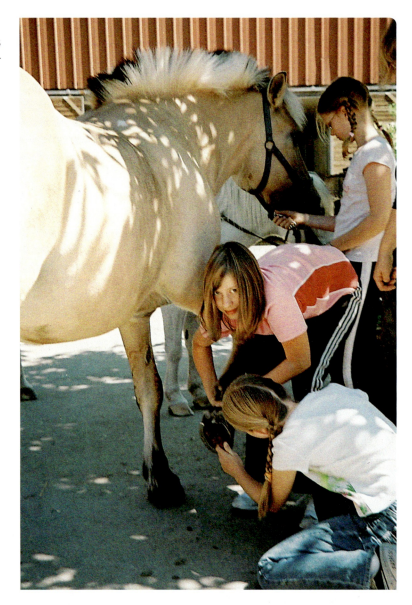

len Feinden wie etwa Großkatzen gewährt. Insofern bringt die Klärung der Herdenstruktur den größtmöglichen Freiraum für das einzelne Pferd unter einem übergeordneten Anliegen aller. Vor dem gemeinschaftlichen Lebenshintergrund kommt es innerhalb der Herde immer wieder zu Auseinandersetzungen um die **Rangfolge** und damit verbundene Futterrationen. Aber auch pflegende, freundliche und spielerische Verhaltensweisen finden zwischen den Herdenmitgliedern statt, die die Beziehungen lebendig halten.

Übertragen auf eine therapeutische Gruppe im heilpädagogischen Reiten und Voltigieren könnte ein gemeinsames Ziel beispielsweise darin bestehen, zu Dritt auf einem Pferd Figuren darzustellen. Aus therapeutischer Sicht werden dabei im Einklang mit körperlichem Geschick besonders gegenseitige **Rücksichtnahme**, **Hilfsbereitschaft** und **Verständigung** geübt. Aus dem Blickwinkel der Kinder und Jugendlichen wird eine Herausforderung bewältigt, die anerkannt wird, einen Ansehensgewinn beschert und so das Selbstwertgefühl und -vertrauen stärkt.

Soziale Energien als Anknüpfpunkte für das Lernen

Die soziale Energie, die Pferde bei jungen Menschen in Bewegung bringen, liefern weitere Ansatzpunkte zur zielbewussten Bearbeitung von Verhaltensauffälligkeiten und Behinderungen, die sich neben körperlichen in seelischen und geistigen Bereichen zeigen. Beim Heilpädagogischen Reiten und Voltigieren wird die soziale Verständigkeit der Teilnehmer angesprochen. Das geschieht zum Beispiel, wenn es darum geht die umfangreichen Ansprüche des Pferdes zu befriedigen, das in der Haustierhaltung eine Rundumversorgung benötigt.

So kann die therapeutische Einheit beispielsweise vorbereitende Maßnahmen einschließen, die das Reiten einleiten. Es kann damit beginnen, den Mist aus der Box zu räumen. Dann wird das Pferd aus der Box geführt, angebunden, gestriegelt, die Hufe ausgekratzt, die Ausrüstung herbeigeholt, um das Pferd aufzuzäumen und mit einer entsprechenden Reitunterlage auszustatten. Diese Vorgänge werden sowohl in der Gruppe als auch von Einzelpersonen ausgeführt.

Neuro-, senso-, sozio- und psychomotorische Übungen

Wie in der Hippotherapie unterstützen die Anreize aus der Pferdebewegung alle empfänglichen nervlichen Gefüge der Teilnehmer. Sie entwickeln und trainieren das Gleichgewicht, die Koordination, die Haltung und das Gangbild des Reiters sowie seine Wahrnehmung.

Anhand der Kräfte aus den Schwingungsimpulsen, Beschleunigungs-, und Zentrifugal- sowie den inneren Kräften des Pferdes werden Übungen im unterschiedlichen Takt der Gangarten durchgeführt. Sie entfalten ihre Wirkung auf neuromotorischer und sensomotorischer Ebene, indem die Schwingungsimpulse aus den Bewegungsabläufen des Pferdes in allen Reithaltungen gezielt die unwillkürliche und willkürliche **körperliche Eigenwahrnehmung** reizen. Haltungs- und Stellreflexe werden so geübt. Soziomotorische Übungen, wie etwa die Mühle oder der Vierfüßlerstand, die auch in Gruppen und zu Mehreren auf dem Pferd durchgeführt werden können, stärken die gemeinschaftliche Abstimmung und das Selbstverständnis sowie das Verständnis füreinander. Innerhalb eines gemeinschaftlich durchgeführten Übungsablaufes kann klar werden, was beispielsweise schützendes oder unterstützendes Verhalten bedeutet und bewirkt. Gleich-

Ein Ziel der Gruppenübung ist es, den begrenzten Raum so aufzuteilen, dass alle Platz finden.

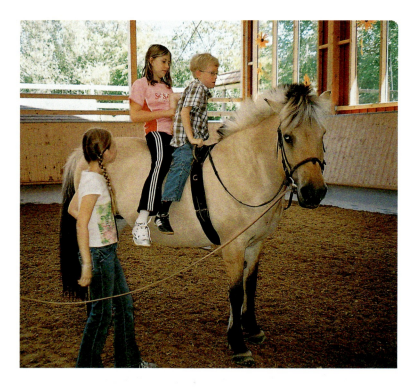

zeitig fördert die Situation auf dem begrenzten, bewegten Raum Erfahrungen dazu, wie erfolgreiches Zusammenwirken funktionieren kann, welche Fragen und Probleme dabei entstehen und wie sie geklärt werden können.

Sinnliche Erfahrung und Bewegungsablauf verbinden

Die äußeren und inneren Merkmale des Pferdes werden durch die Übungsleiter so vermittelt, dass die Reize eine Gesamtaktivität in sensorischen und motorischen Teilen des Nervensystems und des Organismus begünstigen. Eine Richtschnur für die therapeutischen Inhalte gibt die sensorische Integrationstherapie nach A. Jean Aryres.

Für jede Handlung benötigt der Mensch die Organisation von Sinneswahrnehmungen über das zentrale Nervensystem wie im Kapitel Hippotherapie beschrieben. Wenn Empfindungen ohne angemessene Verknüpfungen und Schaltungen bei der Weitergabe der Impulse

> **Hinweis**
>
> Sensorische Integration ist die sinnvolle Ordnung, Aufgliederung und Verarbeitung von Sinneserregungen im zentralen Nervensystem, um dem Menschen eine angemessene Auseinandersetzung mit seiner Umwelt zu ermöglichen.

stattfinden, kann die Reaktion auf Umweltreize nicht geplant und koordiniert hervorgebracht werden.

Sensorische Integrationstherapie
Die gezielte sensorische Integrationstherapie im Heilpädagogischen Reiten und Voltigieren zeigt sich in der Praxis beispielsweise in dem durch den Übungsleiter vermittelten Training der **Eigenwahrnehmung.** Diese erfolgt durch die Entwicklung der Tiefenwahrnehmung über fundamentale Reize aus der Vorwärtsbewegung des Pferdes im Schritt, Trab und Galopp. Die direkten Reize aus der Bewegung trainieren die Eigenwahrnehmung. Der Körper erfährt sie über die anliegenden Berührungsflächen des Sitzdreiecks und der Oberschenkel sowie Teile der Unterschenkel oder andere Körperflächen, die direkten Kontakt zum Pferdeleib haben. Wie in der Hippotherapie wird mit der sensorischen Integration der gesamte Körper aufgefordert, nervliche Wege zu finden, dem Bewegungsablauf des Pferdes zu entsprechen. Die Tiefenwahrnehmung, die wie auch in der Hippotherapie das Gleichgewicht stabilisiert, wird gleichzeitig trainiert.

Die Bedeutung des Trainings wird erst im Ergebnis sichtbar. Denn dieser, innere Einstellungen wahrnehmende Tiefensinn bedeutet für das heilpädagogische Reiten und Voltigieren, dass Nervenbahnen umfassend zur Informationsaufnahme aktiviert werden und so Bewegungsmuster bekannt machen, ausbauen und ergänzen, die im Gegensatz zu den Reizen, die von außen aufgenommen werden, eine unwillkürlich gefühlt wirkende Qualität besitzen.

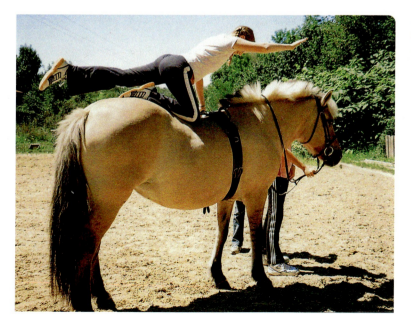

Der Aufbau einer Balance-Figur auf dem Pferderücken übt die Tiefenwahrnehmung und bringt Freude und Selbstvertrauen.

> **Hinweis**
>
> Tiefensensibilität, Tiefenwahrnehmung oder Propriozeption, aus dem lateinischen: proprius-eigen, recipere-aufnehmen, auch Eigenwahrnehmung, bezeichnet das menschliche System von Stell- und Halte- sowie Schmerzrezeptoren, deren Wahrnehmung offenbar so eingerichtet ist, dass sie bevorzugt Informationen aus dem eigenen Körper aufnehmen. Sie heißen auch Enterooder Propriorezeptoren.

Wie Tiefenwahrnehmung funktioniert
Mit großer Gewissheit können neun Gruppen von inneren Sinneseindrücken empfangenden Zellen, die Rezeptoren unterschieden werden. Mit ihren Reaktionen auf Reize zeigen sie rund ein Dutzend verschiedener Zustände an. Diese werden als Empfindung eigener Art im Bewusstsein gespiegelt wie Farbe, Helligkeit, Tonhöhe, Lautstärke, Berührung, Stellung und Haltung, Geruch, Geschmack, Temperatur und Schmerz.

Reize, die aus dem Inneren des Körpers kommen, informieren das Gehirn über die Lage oder Position des Körpers im Raum, die aufgewendete Kraft oder Muskelanspannung zu dieser Position im Raum und der Bewegungsrichtung. Dies geschieht auch auf anderem Wege über Reize, die etwa von den Schweressinnesorganen aufgenommen werden können.

Die Mehrzahl anderer Rezeptoren ist stärker auf die Umwelt ausgerichtet. Sie heißen Exterorezeptoren. Bei weiterer Unterteilung werden Fernsinne, vor allem Hören, Sehen und Nahsinne, vor allem Tasten unterschieden. Die einzelnen Rezeptoren leiten ihre Informationen über eine und auch mehrere angeschlossene Nervenfasern zum Gehirn weiter. Da die Mehrzahl der Rezeptoren nach außen gerichtet ist, folgt daraus, dass der Körper ungleich mehr über seine Umgebung erfährt als über sich selbst.

Ablauf der heilpädagogischen Arbeit mit dem Pferd

In dem großen Rahmen der praktischen heilpädagogischen Arbeit wenden sich beispielsweise Schulen für Behinderte mit ganzen Klassen an dafür spezialisierte Betriebe. Die größeren Gruppen werden dann je nach Zielsetzungen und Bedürfnissen in kleinere Arbeitsgruppen von zwei und vier sowie einzeln betreute Personen aufgeteilt.

Im Gegensatz zur Hippotherapie kann beim Heilpädagogischen Reiten und Voltigieren die Länge der Zeit, die Pädagogen und die Therapieteilnehmer miteinander verbringen, individueller gestaltet werden. Die Eckpfeiler der Therapie werden von den Beteiligten nach ihrem Ermessen festgelegt und angepasst. Das gilt auch für die **Ausrüstung**, die dem therapeutischen Ziel entsprechend ausgesucht wird:

vom blanken Pferderücken über den Voltigiergurt bis zum Cowboysattel. Die unterschiedlichen Zäumungen und Sitzmöglichkeiten fördern die Rezeption der pferdeeigenen Merkmale bei den Teilnehmenden.

Ein kostenfreies Informationsgespräch zu Beginn
Wenn Ärzte, Psychotherapeuten, ähnliche beratende, helfende Stellen oder Einzelpersonen Menschen in die Richtung des heilpädagogischen Reitens weiterleiten, steht am Anfang gewöhnlich eine kostenlose Beratung. In diesem Gespräch treffen sich je nach Situation die Eltern und das Kind mit dem Heilpädagogen. In dem Gespräch werden **Ziele** benannt und gesetzt. Anschließend wird geklärt, inwieweit diese mit dem zur Verfügung stehenden Angebot verwirklicht werden können. Die Pädagogen wägen dazu ab, ob die personellen und räumlichen Gegebenheiten sowie geeignete Pferde vorhanden sind.

Kostenübernahme durch die Krankenkasse oder das Jugendamt
Krankenkassen übernehmen die Kosten einer heilpädagogischen Behandlung selten und nur dann, wenn ein stimmiges Konzept vermittelt werden kann. Mitunter werden sie auch vom Jugendamt auf der Grundlage des achten Sozialgesetzbuches, Kinder- und Jugendhilfe § 35 des KJHG übernommen. Dieses regelt die intensive sozialpädagogische Einzelbetreuung, um die **soziale Integration** und **eigenverantwortliche Lebensführung** von Jugendlichen zu fördern, die einer solchen Leistung bedürfen. Eine **Eingliederungshilfe** für seelisch behinderte Kinder, die in § 35a berücksichtigt ist, stellt eine weitere Möglichkeit für die Kostenübernahme durch das Jugendamt dar.

Die Therapie beginnt mit der Ankunft im Stall
Über der ganzen Therapie steht der Gedanke, den Teilnehmer „groß und selbstbewusst" zu machen. Der erste Ansatzpunkt ist, die zur Therapie Ankommenden „abzuholen". Das bedeutet für die Praxis, dass der Heilpädagoge mitunter auch bis zum Auto geht, zum Beispiel wenn der Klient einen Rollstuhl benutzt. Andere Teilnehmer werden an der Eingangstüre abgeholt. Sehr wichtig ist für alle, die zu ihrer Stunde kommen, dass sie jeweils zu „ihrer" Zeit erwartet werden, denn so wird ein erster Grundstein für eine Vertrauensbasis im therapeutischen Arbeitsverhältnis gelegt.

Erste Reaktionen zulassen
Bei der ersten Begegnung mit dem Pferd im therapeutischen Verhältnis, verhalten sich Kinder sehr unterschiedlich. Die einen springen und poltern in den Stall hinein, so dass mäßigende Begleitung erforderlich ist. Auf der anderen Seite kommt es vor, dass ein Kind mit ausgeprägter Verhaltensstörung eine Brechschüssel mitbringt, weil es befürchtet, sich aus Angst vor dem Neuen übergeben zu müssen. Ein solches Kind

kann dann etwa mit den Worten begrüßt werden, dass es prima sei, dass es seine Schüssel mitgebracht hat und auch, dass Brechen hier in Ordnung ist. Es geht den Heilpädagogen in diesen Fällen darum, alles zuerst einmal zuzulassen, was das Kind mitbringt. Das Gefühl „einfach leben zu können" ist wichtig und soll vermittelt werden.

Aus verhaltenstherapeutischer Sicht ist das Ziel dieses Vorgehens ein **nicht-assoziativer Lernvorgang**. Die Therapieteilnehmer werden dahin geführt, die Wahrnehmung für die ungewöhnlichen, aufregenden Stallgeräusche nicht als positiv oder negativ zu empfinden, sondern sich an sie zu gewöhnen. In der Fachsprache wird dies als **Habituation** bezeichnet. Dann kann sich im Zusammenwirken mit dem Medium Pferd ein Zugang für weitere Lernvorgänge ergeben.

Aufhören, wenn es am schönsten ist

Im Rahmen der allmählichen Gewöhnung bleibt die heilpädagogische Begleitung vielleicht einfach an der Eingangstüre zum Stall stehen, atmet mit dem Kind ein und aus und nimmt die Umgebung wahr. Es werden etwa der Duft von Stroh, Heu und den Pferden wahrgenommen. Hinzu kommen Geräusche wie das Scharren der Hufe sowie Schnauben und Wiehern. Von Fall zu Fall kann es dann sein, dass die therapeutische Einheit nun bereits beendet wird. Der Heilpädagoge macht dann vielleicht die Bemerkung, dass die Brechschale ja noch leer ist und dass man doch nun losgehen könne, um die Mutter abzuholen. Dabei folgen die Heiltherapeuten einem wichtigen Grundprinzip für die zeitliche Gestaltung der Therapiestunde: **rechtzeitiges Beenden** der Stunde verhindert, dass der Therapieteilnehmer überfordert wird. Würde dann noch ein weiterer Inhalt in die Stunde eingebracht, bliebe die Therapie wirkungslos, wie sich oft gezeigt hat. Die Pädagogen arbeiten darauf hin, die Unterrichtseinheit mit einem Erfolg zu beschließen. Die Erfahrung aus der therapeutischen Einheit soll in ein Gefühl von Selbstvertrauen mitgenommen werden.

Die Unterrichtseinheit

Die üblichen therapeutischen Einheiten im heilpädagogischen Reiten und Voltigieren umfassen ungefähr 20 bis 40 Minuten. Sie werden in der Regel ein Mal in der Woche über einen festgelegten Zeitraum von mehreren Monaten bis zu mehreren Jahren durchgeführt. Von Mensch zu Mensch, Fall zu Fall und Therapiestunde zu Therapiestunde ist die Handhabung aber unterschiedlich. Innerhalb eines Kostenvoranschlags wird beispielsweise ein Rahmen von 50 Unterrichtseinheiten zum Einstieg vereinbart.

Zielkorrekturen sind notwendig

Um Veränderungen zu begegnen, werden nach jeweils einer Anzahl therapeutischer Einheiten informierende Gespräche mit den Eltern oder den außerhalb der Therapie begleitenden Personen geführt. Häufig tauchen bei diesen Gesprächen hintergründige Sachverhalte aus dem Leben des Teilnehmers auf, die Einfluss auf den Therapieverlauf haben. Die Arbeitsgrundlage ist die Verhaltenskonditionierung und auf dieser werden verschiedene Sachverhalte im Verlauf der Therapie deutlich, die durch den immer wieder stattfindenden Austausch in den Gesprächen durch Änderungen und Zielkorrekturen beeinflusst werden können.

Fallbeispiel Diana

Die geistig behinderte Diana hatte im Kindergartenalter mit einer pferdegestützten pädagogischen Therapie begonnen und wuchs während des Therapieverlaufs zum Schulalter heran. Diana trägt noch eine Windel.

Das Problem deutlich machen

Das am Anfang mit den Eltern besprochene Ziel der heilpädagogischen Arbeit war die allmähliche Loslösung und Veränderung der Beziehung Dianas zur Mutter. Diese begleitete dann die gesamte jeweilige therapeutische Einheit über einen längeren Zeitraum persönlich.

Mit dem Überwechseln vom Kindergarten in eine Schule wird bei Gesprächen klar, dass Dianas Mutter ihre Tochter mit aller Kraft beschützen will und Diana die nahe Begleitung der Mutter gar nicht unbedingt braucht. Durch dieses enge Verhältnis blieb aber selbst in dem sicheren Freiraum der Therapie Dianas Entwicklung zur bestmöglichen Selbstständigkeit beschränkt. Dabei hat Diana die Gegenwart der Mutter nicht abgelehnt, denn für sie ist die fürsorgliche Hege eine angenehme Bequemlichkeit, die sie nicht ohne weiteres aufgeben will. Dies spiegelt sich auch darin, dass sie ungern auf die Windel verzichtet. Doch ist es andererseits ihr Wunsch, groß zu sein, die Kinderrolle zu verlassen, ihrem Alter entsprechende Rollen zu lernen und in diese hineinzuwachsen.

Zielsetzung anpassen

Für die heilpädagogische Arbeit bedeutete dies in der Tat für Diana, auf die Windel zu verzichten und auf die Toilette zu gehen, sowie sich ohne die laufende Begleitung der Mutter im geschützten Raum allein mit dem Pferd und dem bekannten Heilpädagogen zurechtzufinden. Die Mutter verabschiedet sich ab jetzt an der Stalltüre und erwartet Diana nach der therapeutischen Einheit in einem anderen Raum. Von dort aus ist es ihr möglich, in die Reithalle zu schauen.

Wahlbedingungen als Entscheidungsgrundlage

Diana wird auf den Weg zum Leben ohne Windel in der Schule gebracht, indem die Heilpädagogin ihr jetzt die Alternativen vorlegt: **Selbstständigkeit** in Form von Stunde ohne Mutter, selbstständigem Toilettengang und **getragen werden vom Pferd** oder **Unselbstständigkeit**, nämlich eine

Windel zu tragen, Mutters Begleitung zum Windelwechsel und **neben dem Pferd hergehen.** Zwischen diesen beiden Möglichkeiten darf sie sich zu jeder therapeutischen Einheit entscheiden.

Dazu zeigt die Heilpädagogin anhand der Stute Hanni zuerst, wie sie das mit dem „Aufs Klo gehen" machen kann. Sie zeigt Diana die Pferdeäpfel und führt sie dann zum Misthaufen, wo sie hingebracht werden, nämlich auf das „Pferdeklo". Weiter vermittelt die Pädagogin Diana, dass die Haflingerstute Hanni gerne „Große" trägt, die keine Windel mehr brauchen, weil sie selber auf die Toilette gehen. Sonst muss man neben Hanni hergehen, weil sie eben nur Große trägt.

Diana darf sich jetzt zu den jeweiligen Einheiten entscheiden: Will sie bequem von Hanni getragen werden, ist sie groß und verzichtet auf das ebenfalls angenehme Windelwechseln der Mutter, indem sie selbst, vorerst mit Unterstützung der Heilpädagogin, die Toilette nutzt? Die andere, weit anstrengendere Möglichkeit ist, mit ihrer Windel neben Hanni im tiefen Hallensand herzugehen, was mit der Mühe des Gehens und vergleichsweise viel Schwitzen verbunden ist.

In diesem Lernprozess wird für Diana körperlich spürbar, dass Getragen werden einfach leichter ist als nebenher zu gehen. Die Therapiewirkung soll also sein, dass Diana angenehme Gefühle mit Selbstständigkeit verbindet und merkliche Anstrengungen mit Unselbstständigkeit.

Konsequenz ist das A und O
Die Heilpädagogin folgt in diesem Fall beim erzieherischen Lernprozess dem Muster der **klassischen Konditionierung**, auch Pawlowsche Konditionierung genannt. Ein erfahrungsbedingter Reiz wird vom Verhalten unabhängig aufgebaut und hängt von der Motivation des Betroffenen ab.

Für Diana geht der angenehme Reiz des Getragenwerdens, für den sie die Windel und die Fürsorge der Mutter aufgeben kann von der Haflingerstute Hanni aus. Gleichzeitig wird ein mit Gefühlen der Anstrengung verbundener Reiz zur Windel gebildet, der durch das mühsame Gehen neben der Stute im tiefen Boden des Hallensands vermittelt wird.

Eine wichtige Voraussetzung für das Zustandekommen und Festigen der zum Ziel gesetzten Reaktion von Diana ist es, die Übung durchgängig einzuhalten, sodass schließlich das positive Element überwiegt und sich die neue Verhaltensweise für Diana als vorteilhaft erweist.

Lernprozesse auf mehreren Ebenen
Schließlich kann nach einer bestimmten Zeit dieses gefestigte Verhalten auch von Bezugspersonen übernommen und in den Alltag eingebaut werden. Die Mutter von Diana legt ihrer Tochter dann in entsprechenden Situationen das erarbeitete Entscheidungsmodell vor. Für den anstehenden Schulbesuch gilt dann beispielsweise, dass sie groß ist und genauso wie während der Zeit des Reitens mit Hanni, die Windel und die Mutter

nicht braucht, die Mutter aber trotzdem nicht weit weg ist. Zuhause übt die Mutter dies, indem sie Diana darauf aufmerksam macht, dass sie sicher wieder mit Hanni reiten möchte. Und für das Lob und die Anerkennung, die das Pferd dadurch vermittelt, dass sie eine „groß" gewordene Diana trägt, fällt es ihr leichter zur Toilette zu gehen. Diana gewinnt allmählich an Selbstsicherheit und -vertrauen, welche solange erweiterbar sind, wie das Reiten auf Hanni und vielleicht anderen Pferden diesen enormen Reiz auf das Kind ausübt.

Das Pferd gibt Schutz und Sicherheit
Der Reiz, den Hanni während des Reitens durch ihre Kraft und ihr Wesen im Zusammenwirken mit der führenden Arbeit der Heilpädagogin auf Diana ausübt, vermittelt ihr auf seelischer Ebene soviel Selbstvertrauen, dass sie in die Lage kommt, für sich selbst und einen Teil ihres Lebens Verantwortung zu übernehmen. Es wirkt also vor allem die vertrauensvolle Beziehung, die Diana zu der Stute und dem von ihr Getragenwerden aufbaut und die ihr das Loslassen von Mutter und Windel erleichtert.

Qualifikation des Pferdes für die Heilpädagogik

Beim Heilpädagogischen Reiten und Voltigieren tritt die Beziehungsfähigkeit des Pferdes in den Vordergrund und zwar als bedeutende Grundlage für die Förderung von Wahrnehmung, Orientierung, Motorik, Erkenntnis, Gefühlen, Selbsterfahrung und Sozialverhalten bei den Teilnehmenden.

Alltagsanforderungen an das Therapiepferd
Pferde in der Heilpädagogik begegnen täglich extremen Verhaltensausprägungen auf seelischer und körperlicher Ebene. Ganz im Gegensatz zur Hippotherapie, wo ein Pferd angehalten wird permanent auszuschreiten und Geschwindigkeiten anzupassen, sind beim Heilpädagogischen Reiten und Voltigieren **kleine Schritte** und viel **Stillstehen** an der Tagesordnung. Pferde haben zum Beispiel die Aufgabe, Krämpfe bei Reitenden auszuhalten und dem Bewegungs-, Berührungs- und Unternehmensdrang von **hyperaktiven Kindern** standzuhalten. Bei einem unausgebildeten Pferd entsteht bei diesen Begegnungen weit mehr **Stress** als bei einem, das eine Spezialausbildung durchlaufen hat. Ein solcher Arbeitsalltag bedeutet für das Pferd in der Regel, dass es als Lauf- und Fluchttier körperlich unterfordert ist, aber seelisch schnell überfordert sein kann.

Die wichtigste Anforderung, die ein Pferd für das Heilpädagogische Reiten und Voltigieren deshalb in die alltägliche Praxis mitbringen muss, beschreiben praktizierende Ausbilder als eine **positive Arbeitseinstellung**. Diese zeigt sich als eine Form des Gehorsams und ergibt sich aus dem Zusammenwirken von individuellen, arteigenen Merkmalen und einer spezifischen Ausbildung.

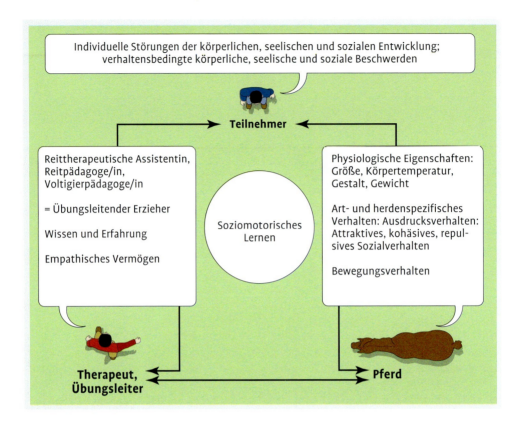

Anforderungen an die Teilnehmer des therapeutischen Dreiecks beim Heilpädagogischen Reiten und Voltigieren.

Charaktereigenschaften stehen im Vordergrund

In jedem Betrieb obliegt es den Ausbildern und Trainern bereits bei der Anschaffung oder Aufzucht des Pferdes die entsprechende charakterliche Eignung zu erkennen. Andererseits müssen die in der Therapie geforderten Pferde mit **ausgleichenden Übungen** in ein ihrer Art entsprechendes **Gleichgewicht** gebracht und durch eine **spezielle Ausbildung** vorbereitet werden. Höhere Anforderungen für das Heilpädagogische Reiten und Voltigieren werden an die inneren Eigenschaften der Pferde gestellt. Sie unterstützen mehr als bei der Hippotherapie einen reibungslosen alltäglichen Betriebsablauf. Da die Beziehungsfähigkeit des Pferdes als Grundlage für soziomotorisches Lernen vermutet wird, sind es besonders Zahmheit, Zuneigung zum Menschen, Verständigungsbereitschaft, ausgeglichenes Temperament, Gehorsam und allgemeine Sozialverhaltensweisen, die eine übergeordnete Bedeutung für die Therapie bekommen.

Rasse, Größe und Tragkraft. Die günstige Größe des Pferdes, um das Spektrum heilpädagogischer Anforderungen umzusetzen hängt davon ab, zu welcher Art von Aufgaben es herangezogen wird, meist

Die Anforderungen des heilpädagogischen Alltags an innere und äußere Eigenschaften des Therapiepferdes		
Entscheidende Anforderungen an das Pferd im heilpädagogischen Einsatz	Innere Eigenschaften	Äußere Eigenschaften
Aushalten		
Unbewegt still stehen, um den Reitenden sicher auf das Pferd setzen zu können. Kleine Schritte, häufiges Anhalten, Stillstehen	Temperament Bereitschaft zur Verständigung Gehorsam	
Ungewöhnliche Berührungen an ungewöhnlichen Stellen (z.B. Flanken, plötzliche Berührung, etc.)	Temperament Gehorsam Gelehrsamkeit	
Ungewöhnliche Geräusche	Temperament Gehorsam Gelehrsamkeit	
Ungewöhnliche Gewichtsverteilungen, -verlagerungen	Gelehrsamkeit	Tragkraft Befähigung zur Bewegungsfolge
Zwei bis vier therapeutische Einheiten pro Tag zu jeweils etwa 20 bis 40 Minuten in flexiblen Bewegungsstrukturen	Temperament	Tragkraft Befähigung zur Bewegungsfolge
Losgelassene, konzentrierte Bewegungs- und Stillstandsfolge in allen Gangarten aus einer ausgeglichenen von Zuneigung zum Menschen geprägten psychischen Gestimmtheit	Temperament Bereitschaft zur Verständigung Gehorsam Gelehrsamkeit Allgemeine soziale Weisen des Verhaltens	Tragkraft
Standhalten		
Hören, Verstehen, Annehmen von Anweisungen verschiedener Mitteilungsformen	Temperament Bereitschaft zur Verständigung Allgemeine soziale Weisen des Verhaltens	
Ruhige Reaktionen auf Anweisungen durch Stimme, Zügel-, einrahmende Zügelhilfen, Körpersprache, Gestik, auch in extremen Formen wie z. B. Schreien, Klopfen, Hinwerfen etc.	Temperament Gehorsam Gelehrsamkeit Allgemeine soziale Weisen des Verhaltens	

sind Pferde mit einem Stockmaß ab etwa 130 cm anzutreffen. Für den Voltigiereinsatz werden gerne Warmblutpferde genutzt, die weiche Bewegungsabläufe mit gut ausgebildeter Tragkraft zeigen und gut zu sitzen sind.

Spezielle Ausbildung
Wie in jeder therapeutischen Spezialausbildung ist es am besten, die Ausbildung so früh wie möglich mit Übungen zu beginnen. Stammen die Pferde aus eigener Zucht, ist dieser Anspruch leichter zu erfüllen. Zugekaufte Pferde, deren innere und äußere Grundeigenschaften für den Einsatz zum Therapiepferd als passend eingestuft werden, sind leichter auszubilden je eher sie in den Betrieb eingegliedert werden. Die Dauer einer Spezialausbildung ist auch bei der Nutzung im Heilpädagogischen Reiten und Voltigieren abhängig von der Intensität des Trainings, dem Geschick und der Erfahrung der Ausbilder und der Auffassungsgabe des Pferdes. In kurzer Zeit eine solche Ausbildung durchzuführen, ist aber kontraproduktiv, denn es ist in der Regel nicht möglich, die nötigen Inhalte zwanglos zu vermitteln. Eine Hauruck-Ausbildung steht einer Vertrauensbasis zwischen Mensch und Pferd völlig entgegen.

Angstfreie Menschbezogenheit. Im Rahmen einer angstfreien Menschbezogenheit vermittelt das Pferd dem Menschen, dass es mit Interesse der nun folgenden Zeitspanne gemeinsamer Aktivität entgegensieht. Dazu ist eine Klärung der Führung erforderlich. Bereits mit einem Jährling kann die „Dominanzlage" von Anfang an geklärt werden. Er wächst dann nicht als Wildpferd auf der Koppel heran, sondern wird auf seine spätere Nutzung als Therapiepferd vorbereitet. Tägliche Übungen von 10 bis 15 Minuten, die zwei Mal am Tag stattfinden, bereiten das Pferd gut auf die gemeinsame Arbeit mit Menschen vor. Die Aktivitäten können variiert werden: Etwa durch Spazierengehen, Putzen, in die Stallgasse stellen, Anbinden wird das junge Pferd innerhalb seines Konzentrationsrahmens an die spätere Aufgabe herangeführt, ohne dass es Angst vor einer Überforderung durch den Menschen entwickelt. Die tägliche Übungsarbeit kann dann in eine „positive Arbeitseinstellung" und angstfreie Menschbezogenheit münden, die später den Therapieteilnehmern zugute kommt.

Körpergefühl – Training, Ausbildung und Ausgleich. Unter Körpergefühl versteht der Praktiker eine körperliche Selbstwahrnehmung des Pferdes. Die Berührungsarbeit ist ein guter Ansatz, um das Körpergefühl eines Jungpferdes auszubilden. Es lernt durch die Berührung am ganzen Körper dieses im Kontakt mit dem Menschen kennen. Daran können sich weitere lösende Lektionen zur Körpererfahrung anschließen. Das Pferd wird zum Beispiel frei laufend in einem abgegrenzten Zirkel zum Gehen in Schritt, Trab und Galopp und zu natürlicher Biegung seines Körpers angeregt. Diese Arbeit erfolgt dann später auch im Beritt. Auch zum Ausgleichstraining sind die wiederkehrenden Übungen für den Pferdekörper wichtig. Muskeln und arteigene Merkmale werden durch pferdegerechte Bewegung wieder stabilisiert.

Das seelische Gleichgewicht. Seelische Ausgeglichenheit des Therapiepferdes ergibt sich aus dem Zusammenwirken der inneren Eigenschaften. Es kann als Nervenstärke verstanden werden, die sich aus einer angstfreien Menschbezogenheit und einem guten Körpergefühl ergibt. Auch dafür ist ein passendes Ausgleichstraining unbedingt erforderlich. Denn das Tier kann durch überschießende Verhaltensweisen von Therapieteilnehmern sowie andauernde, schnelle, unvorbereitete Umsetzung ungewöhnlicher Übungsideen und dem damit verbundenen Stress Schaden nehmen.

Neben dem passenden Ausgleichstraining wird das seelische Gleichgewicht durch eine Lebensart im Lot gehalten, die dem Therapiepferd erlaubt, seinem Bewegungsdrang als Lauf- und Fluchttier Raum zu geben und das Sozialverhalten im Herdenverband auszuleben. So leisten die Haltung im Laufstall und ein großzügiger Weidegang in der Herde einen umschätzbaren Beitrag zum seelischen Ausgleich.

Standhalten lernen und Aushalten. Das Pferd soll Beziehungsaufnahmen so standhalten und diese aushalten, dass den Therapieteilnehmern soziomotorisches Lernen möglich wird. Auch im heilpädagogischen Einsatz gilt: als Fluchttiere reagieren Pferde auf ungewöhnliche Berührungen, besonders wenn sich der Ursprung außerhalb ihres Sichtfeldes befindet, mit Erschrecken und Meidereaktionen. Weil der Kontakt der Therapieteilnehmer viel näher und intensiver stattfindet als beim hippotherapeutischen Einsatz, fordert das Heilpädagogische Reiten auf seelischer Ebene deutlich mehr vom Therapiepferd.

Diese Anforderungen trainiert der Ausbilder mit einem abgestimmten Übungsprogramm. Darin enthalten ist die Nachstellung der Situationen, die das Pferd zu bewältigen hat. Eine Übung ist beispielsweise ein Spaziergang, der an einem Fußballplatz, einem Jugendzentrum oder ähnlichen Treffpunkten vorbeiführt. Trainiert wird dort das Stillstehen sowie das Annähern an Dinge, die ein Erschrecken auslösen können.

Respekt und Zeit

Die Maxime bei der Ausbildung der Pferde lautet auch beim Heilpädagogischen Reiten und Voltigieren, dass sie liebevoll und ohne jeden Druck erfolgen soll. Dem Pferd wird so viel Zeit eingeräumt, dass die Erfahrungen und das Ausgleichstraining Gelegenheit haben, sich zu setzen, um dann als Einsatzfreude und Reife in den therapeutischen Einheiten wieder aufzutauchen. Gut ausgebildete, erfahrene und mitdenkende Therapiepferde, die durchaus unterschiedliche Merkmalsprofile aufweisen können, sind ein wertvoller Besitz und nicht leicht zu ersetzen. Eine solche Investition garantiert eine lange Zeit frohen gemeinsamen Schaffens.

Das Pferd in Psychiatrie und Psychotherapie

Charakteristisch für den Einsatz des Pferdes in Psychiatrie und Psychotherapie ist, dass die Therapieanleitenden weit weg, an den Rand der Wahrnehmung des Geschehens rücken. Für die Klienten oder Patienten wird in den einzelnen Übungen ein größtmöglicher Raum für die Wahrnehmung eigener Gefühle und die Selbsterfahrung mit dem Pferd geschaffen.

Bei vielen Formen psychischer Erkrankung ist die **wahrgenommene Umgebung** in großem Umfang gleichsam in einen phantastischen Raum verwandelt. Er besteht zum großen Teil aus eigenen Vorstellungen. Bei einer Depression ist er für den Betroffenen vielleicht mit Dunkelheit oder Einsamkeit erfüllt. In einer **Psychose** sind dort eventuell Fabelwesen vorhanden. Das Pferd kann mit seiner warmen, großen, kraftvollen Erscheinung beachtliche und ablenkende Ruhe in einen solchen Raum bringen und dem Patienten dann die Möglichkeit zur Entwicklung eines Standpunkts geben, von dem aus er, vom Therapiepferd begleitet, Wege findet, innerhalb der Erkrankung zu leben oder aus ihr herauszukommen.

Mit der Achtung, die das Pferd durch äußere Merkmale fordert und in der Regel erhält, erfahren Patienten, dass es ihnen noch oder

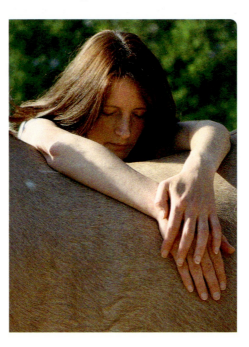

Bei einer Atemfühlübung nimmt der empfindliche Brust- und Bauchraum des Patienten das Atmen des Pferdes wahr.

wieder, auf jeden Fall aber hier mit dem Pferd möglich ist, zu achten oder zu respektieren – ein Einstieg in eine Beziehung zum Therapeut Pferd. Daraus kann ein Vertrauensverhältnis entstehen, das durch die inneren Merkmale des Pferdes veranlasst wird.

Arbeitsgrundlage und Anwendungsgebiete

Die Basis für die heilende Arbeit mit dem Pferd in Psychiatrie und Psychotherapie ist die mögliche Beziehung zwischen Mensch und Tier. Sie entwickelt sich besonders aus den inneren Haltungen von **Respekt und Vertrauen**, die in den Begegnungen durch die äußeren und inneren Eigenschaften des Pferdes gefördert werden.

Unter **Beziehung** zwischen Mensch und Pferd wird hier das wechselseitige, innere Verhältnis bezeichnet, dass je nach Aufeinandertreffen so vielgestaltige Beziehungsbilder annimmt wie es die jeweiligen Beziehungspartner erleben: nah, fern, feindlich, schlecht, gut, freundschaftlich… Das Pferd wird mit seinen Eigenschaften als konsequentes Gegenüber zum möglichen Bezugspunkt.

Respekt beschreibt eine innere Haltung, mit der das Gegenüber mit seinen Eigenschaften, etwa seinem Können und Nicht-Können, seinen Leistungen anerkannt, geachtet oder auch nicht beachtet wird. Für die therapeutische Arbeit mit psychischen Erkrankungen und Störungen ist Respekt eine gute Voraussetzung um aufmerksamen Abstand in eine Situation zu bringen, der Betrachtung erlaubt. Achtung vermittelt das Pferd in erster Linie durch äußere Merkmale. Es ist groß und besitzt viel Kraft, die Geschick und Verständnis im Umgang erfordern.

Das Pferd lässt **Vertrauen** wachsen, indem es sich auf zuverlässige arteigene Weise in Wahrnehmung und Handlung beständig verhält. Besonders die Eigenschaft als Lauf- und Fluchttier, das den Schutz der Gruppe über die Individualität stellt und Isolation vermeidet, ist von großer Bedeutung für den therapeutischen Erfolg. Denn durch dieses Verhalten führt das Pferd den Patienten aus seiner Isolation heraus. Mit Patient oder Patientin allein im abgegrenzten Raum, sucht es immer wieder den schützenden Kontakt. Ob das Pferd nun Antwort in Form einer Berührung, Ansprache oder auch abgewendetem Schweigen erhält, es ist bemüht, in eine Kontaktschleife mit dem Anwesenden zu gelangen. Denn für das Pferd bedeutet Zurückgelassenwerden oder

> **Hinweis**
>
> Aus der therapeutischen Beziehung zum Pferd ergibt sich für psychisch Erkrankte die Chance, ein heilsames Gefühl des Gewollt- und Angenommenseins in der Isolation des „Verrücktseins" zu entdecken oder wieder zu entdecken.

> **Hinweis**
>
> Der Einsatz des Pferdes in Psychotherapie und Psychiatrie ist sowohl im klinischen Rahmen integriert als auch auf ambulanter Ebene verfügbar. Er kann von fachkundigen Ärzten und nahe stehenden Berufsgruppen empfohlen werden, ist aber gegenwärtig nicht verordnungspflichtig und frei zugänglich.

Alleinsein Lebensgefahr. So begründet der Verhaltenskenner Monty Roberts dieses unbedingte Verhalten von Pferden.

Carl Klüwer, 1994, beschreibt als Empfehlung zur Einordnung, dass es sich bei der Arbeit mit dem Pferd in Psychiatrie und Psychotherapie um Prozesse im humanistischen Verständnis handelt. Das Pferd wird dann unterstützend eingesetzt, um auf therapeutischem Wege Störungen mit Krankheitswert zu beheben sowie zur pädagogischen Förderung von Tüchtigkeit und Überwindung von Mängeln. Aus dieser Arbeitsdefinition ergibt sich ein weites, nicht leicht abgrenzbares Wirkfeld für den Einsatz des Pferdes in diesem Bereich.

Akute und chronische Psychosen

Die Psychose ist bezeichnet als ein krankhafter Zustand mit erheblichen Beeinträchtigungen der bewussten und unbewussten Verhaltensweisen und einem gestörten Bezug zur Wirklichkeit. Betroffene erleben ihre Umwelt verändert. Das heißt, dass Dinge vielleicht für gegenwärtig gehalten werden, die gerade nicht für einen anderen zu sehen oder zu fühlen sind. Der Tagesablauf ist dadurch soweit beeinträchtigt, dass beispielsweise ein Spaziergang auf einer Autobahn unternommen wird, weil der Spaziergänger sie zeitweilig für eine großzügige Parklandschaft hält.

Uni- und dipolare depressive Syndrome

Unter uni- und dipolaren depressiven Syndromen werden Krankheitsbilder eingeordnet, bei denen das Zusammentreffen verschiedener charakteristischer Anzeichen sich in Niedergeschlagenheit und traurigen Stimmungen ausdrückt. Eine Ausprägung zeigt sich darin, dass zwei entgegen gesetzte Stimmungspole von größtem Antrieb und tiefster Niedergeschlagenheit in geringem Abstand voneinander durchlebt werden. In einer weiteren Form drückt sich die Krankheit darin aus, dass die Stimmung von Traurigkeit und Niedergeschlagenheit beständig bleibt und alle Empfindungen nur in diese Richtung geleitet sind.

Persönlichkeitsstörungen

Als Persönlichkeit wird die Gesamtheit der besonderen Eigenarten bezeichnet, die sich in Verhaltensweisen und Äußerungen, die den Menschen als Einzelperson ausmachen, zeigen. Durch seelische Vorgänge ausgelöste Ablenkung, Unterbrechung oder Hemmung des Persönlichkeitsbildes können sich in vergleichsweise unbeweglichen geistigen Reaktionen und Verhaltensformen ausdrücken. Tätigkeiten, besonders wenn sie in der einzelnen Person im inneren Widerstreit stehen, können dann nicht mehr einsichtig erfasst, ein Ziel gesetzt, geplant und planmäßig ausgeführt werden.

Neurotische Verhaltensstörungen
Das Benehmen, Vorgehen, Handeln einer Person ist aufgrund von anlage- oder umweltbedingter Neigung gestört. Seelische Erlebnisse werden auf abnorme und krankhafte Weise verarbeitet, was zu einem dauernden körperlichen und seelischen Leidenszustand der Gesamtpersönlichkeit führt. So kann beispielsweise eine Hungersnot im Krieg dazu führen, dass trotz Friedenszustand eine große Vorratshaltung betrieben wird. Die Grenze zwischen Psychose und neurotischer Störung wird an der Sichtweise des Betroffenen festgestellt. Die neurotische Störung liegt eher darin begründet, dass Betroffene den Grund der Veränderung an sich selbst erkennen, während beim psychotischen Weltbild die Umwelt als verändert wahrgenommen wird und nicht die eigene Wahrnehmung.

Ziele und Begründung des Einsatzes von Pferden
Im emotionalen, kognitiven und motorischen Bereich bei chronisch und akut psychisch kranken Menschen kann die Therapie positiven Einfluss ausüben:
- Überwindung von Angst
- Aggressionsreduktion
- Training von Aufmerksamkeit und Konzentration
- Koordinations- und Geschicklichkeitstraining
- Aufbau von Vertrauen
- Allgemeine Mobilisierung
- Soziales Lernen
- Überwindung von sozialer Isolation
- Förderung der Kooperationsbereitschaft und Durchsetzungsfähigkeit
- Vermittlung von Erfolgserlebnissen
- Einübung von neuen sozialen, emotionalen und kognitiven Verhaltensweisen
- Selbstbestätigung
- Positive Emotionen
- Zuwendung zu Partnern (Reittherapeut/Übungsleiter, Pferd)
- Training im Umgang mit einem eigenen herausgehobenen Platz in einer Gruppe
- Gesundheits- und Hygienemodell-Lernen (Reittherapeut ist Vorbild)

Die Wirkungen, Vor- und Nachteile, Zielsetzungen beim Einsatz von Pferden in Psychiatrie und Psychotherapie wurden aus **Fallstudien** zusammengefasst und sind noch ungenügend erforscht. Dabei wird das Pferd in der Praxis im klinischen und ambulanten Bereich mit steigender Tendenz für die Behandlung von psychiatrischen und psychischen Erkrankungen eingesetzt. Aufgrund dieser Entwicklung gibt es viele Bemühungen, die Forschung an die Bedürfnisse anzupassen.

Nach einem Beitrag von Frank Schneider und Hans Jörg Gaertner, 1992, bietet die Therapie für chronisch und akut psychisch erkrankte Patienten rasch wirksame, positive Effekte.

- Die Patienten erreichen schnelle subjektive und objektive Erfolgserlebnisse durch eigene Anstrengung.
- Die positiven Effekte treten unmittelbar während des Reitens ein, wodurch die Motivation zur Erreichung des therapeutischen Ziels verbessert ist.
- Das allgemeine Aktivieren des Teilnehmers und einem positiven Einfluss auf das Selbstgefühl führt zu weiteren Erfolgserlebnissen.
- Die reittherapeutischen Anforderungen und Behandlungsmaßnahmen können an die gesundheitlichen Einschränkungen in einem weit gesteckten Rahmen angepasst werden.
- Auch Patienten mit hoch dosierter Medikation ist die Teilnahme möglich
- Die Unfallgefahr ist erfahrungsgemäß gering. Von 86 untersuchten Betrieben sind zum Zeitpunkt der Erfassung 0,04 % Bagatellunfälle und 0,01 % Verletzungen dokumentiert.
- Nur selten lehnen Patienten nach einmaligem Reiten weitere Übungsstunden ab.
- Die Kombination von therapeutischer Behandlung mit Arbeitstherapie ist gegeben.
- Der Einsatz des Pferdes in Psychiatrie und Psychotherapie ist gut dosierbar.

Innere und äußere Eigenschaften als Spiegel
Die inneren Eigenschaften von Pferden sind eine wichtige Grundlage für die therapeutische Arbeit in Psychiatrie und Psychotherapie. Dazu gehört besonders ihre Zähmbarkeit und dass Pferde eine dem Menschen zugeneigte Tierart sind. In der Therapie eröffnen sie die Möglichkeit von körperlicher Nähe und Kontakt. Daraus kann sich Vertrauen entwickeln, eine Grundvoraussetzung für jede Beziehung.

Die äußeren Eigenschaften des Pferdes haben Einfluss auf die Wahrnehmung und bieten im Zusammenwirken mit den inneren Merkmalen, die sich etwa in der Haltung zeigen, eine beachtliche Fläche für beobachtbare und erwägbare Gefühlszustände. Zusätzlich Bedeutung haben vor allem die Eigenschaften des Pferdes, die Vergleiche mit Verhaltensweisen des Menschen erlauben, wie der Herdendrang und das Folgeverhalten. Die Eigenschaften des Pferdes kommen vor allem durch die angemessene Nutzung innerhalb des Übungsaufbaus zur Wirkung.

Herdentrieb. Das Pferd ist ein geselliges Lebewesen mit der Fähigkeit, sich in eine soziale Ordnung zu fügen, die wiederum dem jeweils individuellen Schutz zugute kommt. Es zollt dabei anderen Zugehörigen der Gemeinschaft Anerkennung und erfährt sie selbst durch die Pferde innerhalb der Gruppe. Der Mensch ist ebenfalls ein Wesen, das in gesellschaftlichen Ordnungen lebt, mit dem Wunsch nach Anerkennung. Indem das Pferd den Menschen in seiner persönlichen Eigenart wahrnimmt und auf ihn reagiert, vermittelt es auch ihm Anerkennung. Im Zusammenhang mit den äußeren Eigenschaften kommt wie beim Heilpädagogischen Reiten der Respekt hinzu.

Verständigungsbereitschaft. Um soziales Zusammenleben zu gestalten und zu klären, ist Verständigung erforderlich. Innerhalb der Herde verständigt sich das Pferd mit Gebärden. Es ist bereit, auf diese Weise auch mit dem Menschen zu kommunizieren. Menschen haben den Wunsch sich mitzuteilen und sind dazu auf mehreren Ebenen in der Lage. Die Gebärden des Pferdes im Rahmen der Reaktion auf das Verhalten des Menschen regen antwortende oder auch eigeninitiative Handlungen des Menschen an.

Gelehrsamkeit. In der Praxis erleben Patienten beispielsweise im Heranführen des Pferdes an ein Hindernis sich selbst in ihrer Lernfähigkeit und ihren derzeitigen Grenzen. Das Pferd fordert zwar, dass sein Gegenüber auf es eingeht, ist aber auch in der Lage anzunehmen, dass der als Sozialpartner auftretende Mensch eine eigene Weise hat, etwas mitzuteilen.

Gehorsam. Pferde ordnen sich in ihre gesellschaftlichen Strukturen ein. Auch gegenüber dem Menschen verhalten sie sich individuell gehorsam. Dieses Verhalten ermöglicht dem Patienten Selbsterfahrung, da auch in menschlichen Gesellschaften Ordnungen vorhanden sind. Zum Beispiel kann in der therapeutischen Situation die Frage geklärt werden: wer folgt wem zum Futterplatz? Das Pferd dem Menschen oder der Mensch dem Pferd. Wie finden Auseinandersetzungen statt, wenn eine Richtung vorgegeben ist. In der Therapie können Fragen geklärt werden wie: Gibt der Mensch auf, setzt er sich durch und auf welche Weise tut er das?

Solcherlei Übungen werden dann vom begleitenden Team bei der Aufarbeitung der Erfahrungen mit dem Pferd im therapeutischen Gespräch in Bezug zu den zwischenmenschlichen Begegnungen der Vergangenheit und der Gegenwart der Therapieteilnehmer gesetzt. Daraus lassen sich Strategien und Pläne zur Bewältigung von Problemen entwickeln, die dann wieder in die Beziehung mit dem Therapiepartner Pferd getestet werden.

Temperament. Eventuell ist es dem Patienten möglich, Gefühlsentsprechungen zwischen dem Pferd und sich selbst wahrzunehmen, etwa Unlust zur Bewegung.

Allgemeine Sozialverhaltensweisen. Kohäsive, repulsive, attraktive Verhaltensweisen finden sich in menschlichen Verhaltensweisen und deren gesellschaftlichen Strukturen wieder. Auf therapeutischer Ebene mit dem Pferd ist es dem Mensch in der Beziehung zu ihm möglich, die eigene vorherrschende persönliche Wirkung anhand der Reaktionen des Pferdes herauszufinden. Das Pferd wirkt dann wie ein Spiegel.

Größe und Kraft. Beide können sowohl Überlegenheit und Respekt als auch Schutz vermitteln.

Tragkraft und Körperwärme. Sie vermitteln auf psychischer Ebene Vertrauen und Geborgenheit. Auf körperlicher Ebene löst die Körperwärme Anspannungen. Wie in der Hippotherapie und beim Heilpädagogischen Reiten und Voltigieren werden körperliche Funktionen positiv reguliert und beeinflusst.

Bewegungsfolge. Wie im Kapitel für das Heilpädagogische Reiten und Voltigieren beschrieben, wird vermutet, dass die durch die Bewegung des Pferdes verursachten Kräfte, neben ihren Auswirkungen auf den Körper des Menschen, eine psychomotorische Wirkskala entfalten.

Aussehen. Begegnet ein Mensch einem Pferd, so kann diese Begegnung auf Augenhöhe stattfinden. Dadurch entsteht eine Möglichkeit zur Identifikation, die eine Beziehungsgrundlage für die therapeutische Arbeit bietet.

Genutzte Kräfte und Wirkungsweisen

Physische und psychische Faktoren sind beim Einsatz des Pferdes in Psychotherapie und Psychiatrie mit chronisch psychisch Kranken und akut psychisch Kranken bedeutend.

Die für Hippotherapie und Heilpädagogisches Reiten und Voltigieren dargestellten Faktoren, haben beim Einsatz des Pferdes in Psychiatrie und Psychotherapie die gleichen Wirkungen. Im Vordergrund steht nun aber das Gefühlserleben der Patienten.

Die Gefühle und damit auch die Handlungsweise werden durch die Wahrnehmung beeinflusst. Wahrgenommen wird dabei nicht das

Wirkung auf die physischen und psychischen Faktoren beim Patienten			
	aus der Bewegung	aus inneren Eigenschaften	aus äußeren Eigenschaften
Beim Reiten	dreidimensionale, rhythmische Schwingungsimpulse, Beschleunigungs- und Zentrifugalkräfte	Tragbereitschaft, Antrieb	Tragkraft, Wärmeenergie, lebensenergische Kräfte
Bei der Beobachtung	sichtbare Energie, Denkanstoß, ästhetischer Eindruck, Wirkung etwa vergleichbar einem Katalysator, d. h. Pferd kann durch den Ausdruck in der Bewegung und Haltung Gefühlsregungen antreiben und Gefühlsverläufe beeinflussen	Bewegung, allgemeine Lebensenergie in arteigener Weise: z. B. Fressen, Laufen	
Beim Führen	Antriebsfeder für Handeln und antwortendes Handeln, Bremsklotz, Grenzensetzer, Kamerad und Begleiter, Beschützer	Soziale Verhaltensweisen	
Beim Berühren			Wärmeenergie, lebensenergische Kräfte
Allgemein			Weichheit des Fells, Atmungsfrequenz, Muskelspannung

Bedeutende Faktoren beim Einsatz des Pferdes in Psychiatrie und Psychotherapie	
physische Faktoren	psychische Faktoren
• Herz-Kreislauf-Belastung • Lungenfunktion • Bewegungsablauf	• emotionale • motivierende

Abbild von Sinnesreizen wie Licht, Druck und Dehnung. Es entsteht ein Bild aus dem Ergebnis eines Rekonstruktionsprozesses im Gehirn. Der Sinneseindruck entsteht durch die Zusammenwirkung der Sinneszellen mit den ihnen zugeordneten Gehirnzentren. Beide zusammen bilden jeweils ein Sinnessystem.

Wahrnehmungsmöglichkeiten des Patienten verändern
Mit verschiedenen Übungen werden in der Therapiestunde unterschiedliche Wahrnehmungen erzielt. Es hängt dann weitgehend vom Einfühlungsvermögen des Übungsleiters ab, einem Patienten über das Pferd mit weiterführenden Wahrnehmungsbildern ganz persönlich gerecht zu werden.

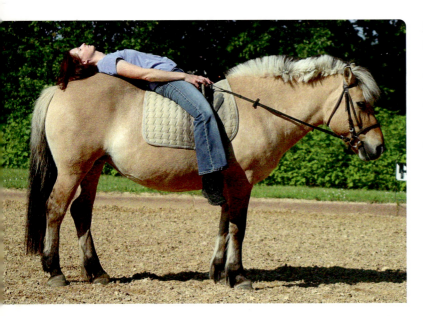

Wenn die Übung des Ablegens möglich ist, erfahren Patienten Getragensein aus einem neuen Blickwinkel. Die Übung kann einen guten Zugang zu einer weiten Bandbreite von Empfindungen eröffnen.

Eine **vertrauensbildende Übung** ist die Nutzung des Folgeverhaltens in einem Parcours mit Hindernissen. Die Patienten nehmen hier wahr, dass sich das Pferd ihnen auf ihren Wegen um und über die Hindernisse anschließt. Sie verlassen die Übungsstunde mit der Erfahrung, auf ihrem Weg nicht allein gegangen zu sein. Wie die einzelnen Patienten diese Erfahrung interpretieren ist unterschiedlich. Daher gestaltet sich die Aufgabe der Zusammenstellung einer Übungseinheit umso schwieriger. Überdies gibt es vergleichsweise wenig wissenschaftliche Erkenntnisse über die Art und Weise der Wirkung des Pferdes in der Psychiatrie und Psychotherapie. Klar ist nur, dass Menschen für die Eigenarten von Pferden auf der Gefühlsebene empfänglich sind. In vielen Fällen verbessern Pferde seelische Zu- und Umstände, ohne dass bekannt ist, welche Zusammenhänge nun genau für die heilende Entwicklung verantwortlich sind.

Gestaltung der Therapiestunden

Der Ablauf einer Gesamttherapie stellt sich nach Gruhn, 1988 folgendermaßen dar, wobei in der Praxis zwischen 45 und 60 Minuten für die Einzeleinheit üblich sind.
- Phase 1 – Orientierungsstufe; Kontaktaufnahme Therapeut und Pferd
- Phase 2 – erste reiterliche Übung; Koordination und Geschicklichkeit
- Phase 3 – gesteigerte Anforderung; Voltigierübung
- Phase 4 – Selbstbestimmung; Patient bestimmt Ablauf der Therapiestunde im Sinne von freiem Reiten

Fallbeispiel Jürgen W.

Jürgen W. geht langsam auf die zwei angebundenen Pferde zu. Seine Bewegungen sind unsicher, mühsam, müde, als habe er zur Ausführung geplanter Bewegung wenig Energie. Der Blick seiner braunen Augen ist klug, aber glasig und verhangen, so als würde er aus einer anderen Welt kommen. Mit einem freundlichen Gesicht schaut er sich langsam nach einem Ansprechpartner um und geht dann auf die Therapeutin zu. Sie reicht ihm die Hand zur Begrüßung. Der Weg führt beide zur Sattelkammer. Eine Liste wird hervorgeholt und die Therapeutin fragt ihn nach seinem Namen und danach, was er mitbringe. Er beschreibt den Grund seines Klinikaufenthalts.

Er sei 17 Jahre alt und habe eine Drogenpsychose und sei derzeit im 4. Stock der Klinik. Das ist ein geschlossener Teil, wo sich Patienten aufhalten, die gerade mit ihrer Therapie beginnen. Ihre Tagesstruktur ist durch feste Essens- Frei- und Therapiezeiten klar strukturiert. Das medizinisch begleitende Team achtet mit auf die Einhaltung der Regelungen. Mit allmählicher Besserung der Beschwerden ziehen die Patienten schrittweise in die unteren Stockwerke um, wo die Regelungen zum Tagesablauf wieder freier gestaltet werden können, damit der Übergang in den Alltag einfacher wird. Das bedeutet, dass mit dem Umzug in die erste Etage, der Alltag wieder sehr nahe rückt. Die Eingliederung ins Berufsleben, in Form eines Betriebspraktikums beispielsweise, ist dort im Tagesprogramm meist enthalten.

Bestandsaufnahme als Einstieg

Die Therapeutin fragt, ob er Medikamente bekomme. Er bejaht und nennt die Namen. Er erläutert langsam weiter, dass man gerade dabei sei ihn einzustellen. Dann schweigt er und sieht die Therapeutin an. Diese antwortet ihm, dass er nun für zehn Wochen hier zur therapeutischen Arbeit mit den Pferden kommen könne und regelmäßiges Erscheinen wichtig sei für den Erfolg der Therapie.

Erste Stunde: Pferde beobachten

Dann gehen sie hinüber zu den angebundenen Pferden. In wenig Entfernung bleiben sie bei der braunen, feingliedrigen Warmblutstute Belinda und dem robusten, freundlich aussehenden Haflingerwallach Max stehen. Ob er es denn schon einmal mit Pferden zu tun gehabt habe? Er verneint. Die Therapeutin sagt dann, dass man die erste Stunde nun damit verbringen werde, die Pferde im Freilauf auf einem umzäunten Platz zu beobachten. Das sei der Start für alle Patienten und in den nächsten Wochenstunden werde man damit beginnen, sich dem Pferd weiter zu nähern. Darauf hin nimmt sie Jürgen W. mit zu der Stute Belinda und führt diese, gefolgt von ihrer Kollegin mit Max und einem anderen Patienten zu einem umzäunten 20 x 40 m großen Sandplatzrechteck. Die Therapeutinnen führen die Pferde hinein und lassen sie laufen. Dann

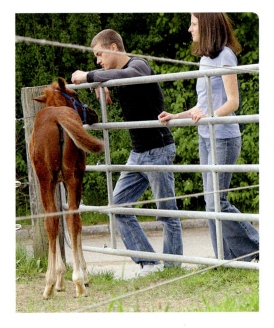 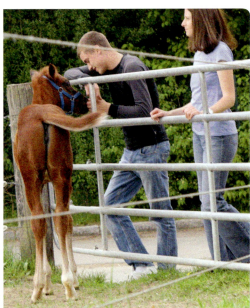

Die Neugier eines Fohlens bringt freundliche Nähe und Kontakt. Der junge Mann kommt aus sich heraus.

verlegen sie den Eingang mit einer Stange und gesellen sich schweigend zu den Patienten. So stehen alle vier Personen den Pferden zugewandt. Diese laufen bald an die Ränder, um zu erkunden, ob es dort noch Gras gibt und knabbern an den Büscheln.

Fragen und Antworten führen weiter

Nach etwa 15 Minuten fragt die Übungsleiterin Jürgen W. was er denn wahrnehme. Dieser antwortet aufmerksam, dass es schöne, sympathische Tiere seien. Das eine sei größer und feiner und das andere kleiner und stark. Er fügt an, dass beide anscheinend viel Hunger hätten. Ob ihm denn eins von beiden mehr zusage? Das könne er nicht sagen. Wen er denn gerne zurückführen möchte und ob er sich das zutraue, erkundigt sich die Therapeutin nach weiteren fünf Minuten. Was denn der andere Patient tun wolle, fragt Jürgen W. zurück. Dann entscheidet er sich für die Stute. Gemeinsam geht er mit der Übungsleiterin zum Pferd. Sie legt ihm den Strick in die Hand und erklärt das Einhaken und worauf achtzugeben ist. Das klappt nicht so gut, die Übungsleiterin übernimmt das Pferd bis vor den Sandplatz und übergibt es dann wieder an Jürgen W.

Neue Ziele: Grenzen ziehen, in Bewegung kommen

Der Weg ist gesäumt von Grasstreifen. Das Pferd bleibt stehen und frisst. Jürgen W. bleibt auch stehen und wartet geduldig. Ein Gespräch mit der Übungsleiterin entwickelt sich. Es geht darum, ob jetzt Grenzen zu setzen wären und wie man sich durchsetzt und ob es richtig ist, das zu tun. Jürgen W. erzählt, dass er das Pferd gut verstehen könne, denn

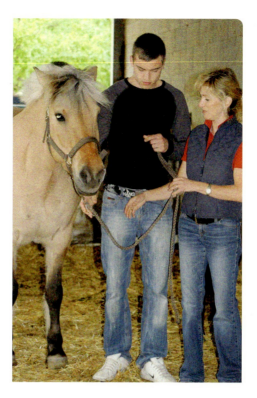

Die Therapeutin zeigt dem Patienten, wie ein Führstrick ans Halfter kommt.

es sei doch sehr unangenehm, vom Tisch aufstehen und weggehen zu müssen, wenn da ein Hungergefühl ist. Aber nun wartet da ja eine andere Patientin, gibt die Therapeutin zu bedenken. Jürgen W. zieht daraufhin erneut ohne zu sprechen am Führstrick. Die Stute nimmt wenig Notiz von seinem Verhalten. Welche weiteren Möglichkeiten er sähe, die Stute zum Weitergehen zu bringen, möchte die Übungsleiterin wissen und wie er sich selbst dazu brächte, den Ort zu wechseln, wenn es wichtig wäre an einen anderen Ort zu gehen, es dort aber nicht ganz so angenehm wäre wie etwa beim Essen am Tisch. Tja, das ist schwirig und im Moment fiele ihm dazu nichts ein, sagt er. Vielleicht hilft hier ein energischer Ton, regt die Begleitung an, mit einem bestimmten eigenen Ton, um in Bewegung kommen. Das genau wäre es, sagt er, weswegen er nun hier sei. Es wäre sein Wunsch, von der Klinik wegzugehen, sich von Situationen zu entfernen, an denen er klebt und die ihm dunkel erschienen und ihm nicht gut täten. Das können wir hier in den folgenden Stunden gut üben, sagt die Therapeutin.

Erste Erfolge
Jürgen W. lächelt, wendet sich wieder ganz dem Pferd zu und versucht erneut, Belindas Kopf nach oben zu bringen. Die Therapeutin rät dazu, sich auch ruhig anzulehnen, etwas zu stubsen und zu schnalzen und

sich um bestimmtes eigenes Gehenwollen zu bemühen. Jetzt lächelt Jürgen W. und sagt zu der Stute, dass sie kommen soll, während er den Strick spannt. Er tut es so lange, bis sie den Kopf dann auch hebt. Nun macht er einen Schritt und fordert sie auf zu kommen. Seine Stimme ist leise und er blickt dem Pferd in die Augen. Dann bewegt sich die Stute hinter ihm her zum Stall, nicht ohne gelegentlich den Kopf zu senken, um etwas Gras zu zupfen.

Am Stall angekommen, beendet Jürgen W. die Stunde und sagt, dass er das nicht erwartet habe und dass er sich freue auf die nächsten Stunden. Diese verlaufen mit dem Reduzieren der Medikation immer lebendiger, da seine Entwöhnung und die gesundheitliche Entwicklung gute Fortschritte machen. Er tauscht in der dritten Stunde das Führen gegen den Platz auf dem Pferd und reitet in der fünften Therapiestunde, das Pferd selbst lenkend, neben der Therapeutin her in die Geländerunde.

"Die Pferde haben erleichternd gewirkt"
Seine klinische Behandlung führt ihn innerhalb von sechs Wochen in den ersten Stock der Klinik und er beginnt bald ein Praktikum in einem gärtnerischen Betrieb. Während der Stunden mit den Pferden lächelt er oft und hat Freude am Reiten. Er entwickelt einen persönlichen Zugang zu den Pferden und hat Spaß am Umgang mit ihnen. Als Jürgen W. die Therapie beendet, stellt er fest, sie haben ihm das Leben erleichtert, aber er könne nicht sagen, warum.

Fallbeispiel Margot F.

Margot F. ist 56 Jahre alt. Sie ist rundlich, dunkelhaarig, helläugig, lächelt gerne und strahlt liebevolle, fast kindliche Freundlichkeit aus. Immer ist sie schon einige Minuten vor Beginn der Therapie bei den Pferden und bringt ihnen etwas Leckeres zum Fressen mit. Auch außerhalb der Stunden besucht sie die Pferde und spricht mit ihnen. Auf die Frage der Therapeutin hin, ob sie Pferde kenne, sagt sie, dass sie früher in der Landwirtschaft war und sie hätten immer Pferde gehabt. Auch dass sie sich immer gerne um die Pferde gekümmert habe und sie sich sehr wohl fühle in ihrer Gegenwart. Dann hilft sie fast lautlos und geistesgegenwärtig beim Putzen, Satteln und Zäumen der Pferde für einen ersten Spaziergang ins Gelände.

Gerettet vor sich selbst
Seit Jahren, so berichtet sie dann auf dem steinigen Weg, der zwischen den Koppeln bergauf führt, leide sie unter Depressionen und habe zwei Selbstmordversuche hinter sich. In einer Pause erzählt sie, dass sie, beim zweiten Versuch in einen Fluss gestiegen sei – bis zur Hüfte. Das habe ein herannahender Spaziergänger vom Ufer aus beobachtet, die Polizei alarmiert, ihr dann zugerufen und begonnen sie zurückzuholen. Das wurde dann auch geschafft und jetzt ist sie doch froh darüber.

Gute Gefühle lassen die Traurigkeit vergessen

Oben am Berg angekommen, fragt die Übungsleiterin Margot F., ob sie Lust habe, ein Pferd den Berg wieder hinunterzuführen. Ja gerne, sagt sie. Auf dem Rückweg kümmert sie sich ganz alleine um ihre Aufgabe. Ab und zu bleiben sie und das Pferd stehen, damit es etwas grasen kann. Sie sagt, für sie mache es keinen Unterschied, welches Pferd sie nehme. Unten angekommen, nimmt sie ruhig und gut gestimmt an den Arbeiten teil, die zur Versorgung der Pferde erforderlich sind und sagt beim Abschied, dass sie sich auf die nächste Stunde freue.

Alleine leben wird zum Thema

In den folgenden Stunden reitet Margot F. dann auch gerne auf dem Haflingerwallach, der geführt wird. Selber möchte sie die Zügel anfangs nicht gerne nehmen. Mit jeder Stunde mit den Pferden gehe es ihr aber deutlich besser, sagt sie. In der fünften Stunde erzählt Margot F. beim Berg hinauf Reiten, dass sie nun mit einem Arbeitsversuch als Büglerin in einer Wäscherei beginnen würde. Sie sagt auch, dass sie Angst habe und dass es ihr zwar besser ginge, sie aber Angst vor dem Allein durch das Leben gehen habe.

Durch Führungsübungen der Angst begegnen

In den nun folgenden therapeutischen Einheiten bemüht sich die Therapeutin Margot F. anzuregen, die Zügel zu übernehmen und wenn das nicht geht, das Pferd zu führen. Die Dame spricht in diesen Stunden weniger als zuvor. Wenn sie auf dem Pferd sitzt, so beschreibt sie, dass es

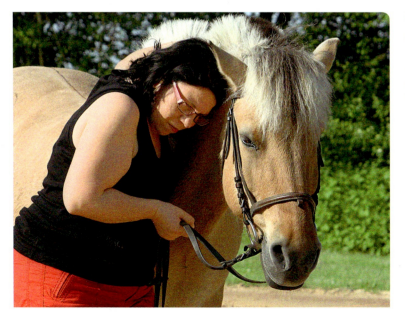

Das Pferd als Sozialpartner. Es spendet Trost und steht fest und gewichtig auf der Erde und erlaubt so Anlehnung.

Das Pferd wird für die Patientin zum Spiegel für fehlende Durchsetzungskraft oder Führungswillen. Es weigert sich zu folgen. Es kommt zur Auseinandersetzung.

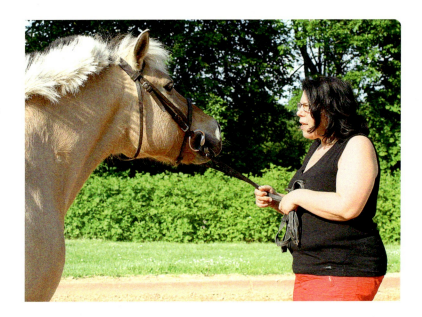

ihr früher immer viel Freude gemacht hat mit den Pferden und sie würde es gerne beibehalten. Die begleitende Übungsleiterin ermuntert sie, sich doch einmal nach einem Verein zu erkundigen, wo sie reiten oder auch einen Stall zu finden, in dem sie vielleicht regelmäßig aushelfen könnte. Da könnte man auch Kontakte zu anderen Menschen finden. Ja, das wäre eine Möglichkeit, sagt Margot F. Doch ist sie bei der Ansprache nach der Zeit, die nach dem Klinikaufenthalt kommen wird, nicht mehr entspannt und fröhlich. Sobald das Pferd dann wieder im Mittelpunkt steht, gewinnt sie ihr Lächeln wieder. Während der letzten Therapiestunden bespricht die Übungsleiterin dann immer die Zeit nach dem Klinikaufenthalt und thematisiert intensiv den Arbeitsversuch und die Erfahrungen dort.

Was werden wird, zeigt die Zukunft
Zu ihrer letzten Therapiestunde kommt Margot F. dann mit einer neuen Frisur und einer neuen Brille. Zum Abschluss bietet ihr die Therapeutin an, sie dürfe entscheiden, wie sie die Stunde verbringen will. Sie möchte gerne noch einmal spazieren gehen, sagt sie. Auf dem Weg erzählt sie, dass alles gut gelaufen sei mit dem Arbeitsversuch und dass sie dort nun arbeiten würde. Auch eine kleine Wohnung habe sie gefunden. Sie sei guten Mutes, dass alles soweit gut ginge. Die Klinik werde sie noch diese Woche verlassen können. Einen Verein oder Reitstall habe sie sich zwar nun nicht gesucht, aber das sei dann immer noch möglich. Auch sei da noch ihre Tochter. Die Therapeutin verabschiedet sie und wünscht ihr viel Glück und Erfolg. Margot F. nimmt auch Abschied, indem sie alles Gute wünscht, sich bedankt und die Pferde streichelt.

Das Pferd in Psychiatrie und Psychotherapie

Die günstige Größe des Pferdes, um den Anforderungen an Gehorsam, Sicherheit, Vertrauen und Verständigunsbereitschaft beim Einsatz in Psychiatrie und Psychotherapie zu begegnen, richtet sich nach der Art der Aufgaben, die zu bewältigen sind. So kann ein Shetlandpony mit einem Stockmaß von etwa einem Meter Höhe bereits gut geeignet sein. Es empfiehlt sich grundsätzlich, eine Auswahl von Pferden unterschiedlicher ansprechender Rassen und Größen zur Verfügung zu haben. Die Grundausbildung der Tragkraft der eingesetzten Pferde ist bedeutend, doch ist sie nach ihrem Einsatzzweck den inneren Eigenschaften nachgeordnet.

Spezifische Anforderungen

Das Pferd ist für die psychiatrische und psychotherapeutische Behandlung geeignet, wenn es eine gute charakterliche Veranlagung besitzt. Der Einsatz verlangt ein Pferd, das als Beispiel für Gefühlszustände stehen kann. Im Vergleich dazu benötigt die Hippotherapie ein Pferd, dessen körperliche Fähigkeiten gut ausgeprägt und ausgebildet sind und in der Heilpädagogik muss das Pferd vor allem extremen Situationen mit Kindern standhalten können.

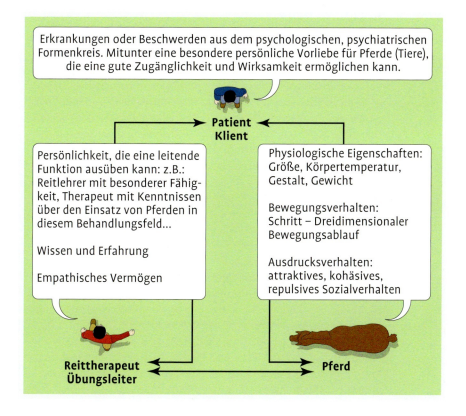

Anforderungen an die Teilnehmer des therapeutischen Dreiecks in der Psychiatrie und Psychotherapie.

Rüstzeug für den Einsatz in Psychiatrie und Psychotherapie
Das Pferd, das für die psychiatrische und psychotherapeutische Behandlung eingesetzt wird, ist dafür ausgerüstet, wenn seine inneren Eigenschaften deutlich ausgeprägt sind. Betont wird im Einsatz Wert auf ein ausgeglichenes **Temperament** und **Gehorsam** gelegt. Denn eine Forderung aus der Praxis ist, dass die inneren Eigenschaften so angelegt sind, dass beim Betrachter ein Gefühl von **Vertrauen** und **Sicherheit** entsteht.

Von Vorteil für den Therapieteilnehmer ist es, wenn die Pferde trotz besonderem Gehorsam und ruhigem Temperament in den sozialen Verhaltensweisen und pferdetypischen Merkmalen sehr **ausdrucksstark** sind. So kann mitunter davon ausgegangen werden, dass ein gehorsames Pferd mit ruhigem Temperament auch in der Herde eher ein **Folgetier** ist, das sich vorzugsweise unterordnet und wenig Durchsetzungsvermögen zeigt. Damit hat es dann aber auch ein eher gering einzuschätzendes Selbstgefühl. Die Folge könnte vielleicht eine schmale Bandbreite gut sichtbarer Verhaltensweisen sein, die für die Selbsterfahrung der Therapieteilnehmer mit diesem Pferd weniger Klarheit bringen.

Demzufolge kann es bei der **Auswahl** eines Pferdes für den Einsatz in Psychiatrie und Psychotherapie sinnvoll sein, darauf zu achten, dass die inneren Eigenschaften als gutmütig einzuordnen sind, sodass eine zugeschnittene **Ausbildung** des Pferdes die gewünschte Sicherheit und das Vertrauen, seine Empfindungen auszudrücken ergänzen können.

Die äußeren Eigenschaften sind dann wie im heilpädagogischen Bereich im Zusammenspiel mit den inneren von Bedeutung. Pferde sind in diesem Bereich gut einsetzbar, wenn sie sowohl einen typvollen Charakter präsentieren als auch Teilnehmenden die Möglichkeit geben zu beobachten, um dann selbst erfolgreich zu lernen und eigene Fähigkeiten zu entwickeln. Dazu gehört zum Beispiel das Führen, Hufe aufheben und auskratzen, Reiten in Schritt, Trab und Galopp, verschiedene Sitzmöglichkeiten und anderes.

Das Pferd in Psychiatrie und Psychotherapie zeigt äußere Merkmale, die in der therapeutischen Arbeit eine Rolle spielen können. Bedeutend ist immer der **Geschlechtsausdruck**. Ein Pferd mit ausgeprägten **Stutenmerkmalen** wie Feingliedrigkeit und einem Ausdruck von Mütterlichkeit erleichtert den Patienten die Identifikation. Das Gegenbild dazu wäre der **Hengstausdruck** mit entsprechendem Verhalten und kraftvoller Bemuskelung, der auch als Sinnbild für Männlichkeit von den Patienten erkannt und so zum Thema werden kann.

Ausbildungsdauer
Für den Einsatz in Psychiatrie und Psychotherapie ist die Ausbildungsdauer vergleichbar mit denen der anderen therapeutischen Richtungen. Wie in diesen Bereichen empfohlen, so sollte auch dem

Anforderungen an das Therapiepferd in Psychiatrie und Psychotherapie		
Entscheidende Anforderungen an das Pferd zum Einsatz in Psychiatrie und Psychotherapie	Innere Eigenschaften	Äußere Eigenschaften
Aushalten		
Unbewegt still stehen, um Sicherheit zu vermitteln	Temperament Gehorsam	Tragkraft
Berührungen an allen Stellen	Temperament Gehorsam Gelehrsamkeit	Aussehen Größe
Deutliche, aber niemals gefährliche Reaktionen, die zeigen können, die einen Kontrapunkt zu einem schwach motivierten Willen setzen, wie etwa Kopf senken, um zu grasen oder auch einmal ein Richtungsschwenk, der gemessen an der Bemühung des Führenden oder Reitenden zur Motivation beiträgt	Temperament Gelehrsamkeit Allgemeine soziale Weisen des Verhaltens	Aussehen Größe Tragkraft
Zwei therapeutische Einheiten pro Tag zu jeweils etwa 60 Minuten in unterschiedlichen Umgebungen - Übungssettings	Temperament Gehorsam Gelehrsamkeit	Tragkraft
Rhythmische Bewegungsfolgen in den Grundgangarten aus einem tragfähig gestalteten Gebäude	Gelehrsamkeit	Tragkraft Befähigung zur Bewegungsfolge
Vertrauen, Verständigungsbereitschaft		
Hören, Verstehen, Annehmen von Anweisungen verschiedener Mitteilungsformen	Temperament Zähmbarkeit Bereitschaft zur Verständigung Gelehrsamkeit Allgemeine soziale Weisen des Verhaltens	
Ruhige Reaktionen auf leise Anweisungen durch Stimme, Zügel, Körpersprache, Gestik, verlängerten Arm = Gerte	Temperament Zähmbarkeit Bereitschaft zur Verständigung Gelehrsamkeit Allgemeine soziale Weisen des Verhaltens Gehorsam	

Das Gefühl einer symbiotischen Beziehung zum Pferd kann dazu führen, dass verborgene Sehnsüchte erkannt werden.

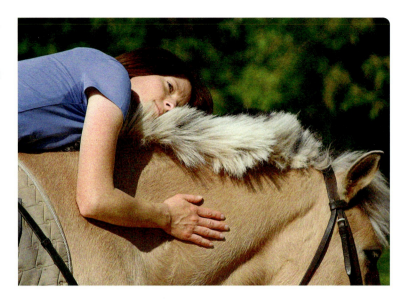

zukünftigen Therapiepferd in Psychiatrie und Psychotherapie genügend Zeit zur Entwicklung und Stabilisierung der Fähigkeiten eingeräumt werden.

Spezialausbildung
Wie bei Hippotherapie und Heilpädagogischem Reiten und Voltigieren gilt auch hier, dass eine solide Grundausbildung vorausgesetzt ist. Für die spätere Spezialnutzung ist vor allem die erste Phase, die Gewöhnungsphase mit Takt und Losgelassenheit, aus- und aufbaufähig, um dem Anforderungsprofil des Einsatzes in Psychiatrie und Psychotherapie zu entsprechen.

Als spezielle Ausbildungsziele für die Pferde in Psychiatrie und Psychotherapie wird in der Praxis empfohlen, das gegenseitige **Vertrauen** zwischen Mensch und Pferd zu stärken und die Gehorsamkeit der Pferde weiterzubilden. Überdies ist es ausschlaggebend, dass die **Verständigungsbereitschaft** so ausgebildet wird, dass die Pferde in die Lage kommen, kleine wortlose Zeichen und Signale zu beachten und darauf reagieren können. Dies ist vor dem Hintergrund, dass Pferde mehr zum Laufen und Flüchten gebaut sind als zum Kampf, eine Aufgabe, die Sachverstand erfordert.

Spezielle praktische Übungen

– für Gehorsamkeit und Vertrauen
- Das Pferd wird angehalten, ruhig dazustehen, während der Körper gründlich untersucht, behandelt oder geputzt wird.
- Abtasten mit einer gut sichtbaren 1,20 m langen Gerte.

- Diese wird dann in einer folgenden Übung als Abstandhalter genutzt, wenn das Pferd aufgefordert ist, in diesem Abstand geradeaus in Schritt und Trab neben dem Ausbildenden herzugehen.
- Sich über und zwischen Plastikplanen zu bewegen.

– für Verständigungsbereitschaft
- Immer wieder und jederzeitiges Anhalten.
- Arbeit im Labyrinth: Das Pferd lernt auf kleine Bewegungen zu reagieren und Signale zu deuten und umzusetzen.
- Verschiedene Formen, die aus Stangen gelegt sind, durch- und überqueren, um die Aufmerksamkeit des Pferdes für die eigenen Bewegungen zu fördern.
- Alle Übungen ohne Halfter auszuführen.
- Alle Übungen bei Begleitung von links und rechts bewältigen.

Übung äußerer Merkmale und Ausgleichsaktivität

Hierbei ist das Ziel, die Muskulatur gut auszubilden, um auch die körperliche Kraft zu erhalten. Takt und Losgelassenheit werden durch die klassischen Formen der Gymnastizierung wie das Dehnen beim gleichmäßigen Vorwärts-Abwärts-Reiten mit Aktivierung der Hinterhand und zur Anregung der Übertragung von Schwingungen über den Rücken in den Grundgangarten trainiert.

Auch beim Einsatz des Pferdes in Psychiatrie und Psychotherapie ist **Ausgleichstraining** erforderlich. Ausbilder, Trainer und Betreuer nutzen dazu Ausritte ins Gelände, ebenso wie Übungen in der Halle. Diese Zeiten können immer genutzt werden, um neben Losgelassenheit, Takt, Anlehnung und Schwung die Schubkraft und Tragkraft zu verbessern. Weiteren Ausgleich zur Arbeit in der Therapie wird dem Pferd gewährt, wenn es sich beim wiederkehrenden Weidegang und in der entsprechenden Aufstallungsform zusammen mit Artgenossen erholen kann.

Ausdrucksvoller Charakter braucht Zeit zur Reife

Auch in der Praxisarbeit für psychiatrische und psychotherapeutische Zwecke werden ausgebildete, erfahrene und mitdenkende Therapiepferde, die durchaus unterschiedliche Merkmalsprofile aufweisen, als wertvolle Co-Therapeuten geschätzt. Ein ausdrucksvoller Charakter soll möglichst gefördert werden, indem im Einklang an die Erfordernisse der Gehorsamkeit, genügend Freiraum zur Erhaltung dieser inneren Kraft bleibt. Weiterhin gelten auch hier die Sätze, die bei den anderen Therapieformen den Weg bestimmen: ein angemessen ausgebildetes Therapiepferd ist nicht leicht zu ersetzen. Genügend Zeit und Einfühlungsvermögen in die Ausbildung des Pferdes bildet dann die Grundlage für die lang anhaltende Nutzungsdauer.

Service

Adressen

Deutschland
Lokale Jugendämter,
die für die Integration nach dem Kinder- und Jugendhilfegesetz und Einzelmaßnahmen in Sonderfällen zuständig sind.

Deutsches Kuratorium für therapeutisches Reiten (DKthR)

Deutsche Reiterliche Vereinigung e.V.
FN-Verlag der Deutschen Reiterlichen Vereinigung GmbH.
Warendorf. Freiherr-von-Langen-Straße 13.
Tel. 02581/7696

International
FRDI= The Federation of Riding for the Disabled International
P.O. Box 293
Nunawading
Vic. 3131
Australia
Tel.: 61 3 9877 7172
Fax: 61 3 9877 7010
E-mail: frdi@rda.org.au

Internationale „Fachgruppe Arbeit mit dem Pferd in der Psychotherapie" (FAPP)
Dipl.Psych. Monika Mehlem
In der Haarwiese 36
53773 Hennef
Tel. 02248 – 5007
Fax: 02248 – 44 52 46
Email: monika.mehlem@onlinehome.de

Schweiz
Schweizer Verband für Pferdesport
CH-3000 Bern 22
Box 726, Papiermühlestrasse 40H
Tel. 031 335 43 43
Fax: 031 335 43 58 oder 335 43 57

Österreich
Österreichisches Kuratorium Therapeutisches Reiten
Eingegliedert in den Bundesdachverband für Reiten und Fahren Österreich
Internetadresse: www.oktr.at

Literatur

Arbeitsgruppe Tierschutz und Pferdesport: Leitlinien Tierschutz im Pferdesport. Hrsg.: Bundesministerium für Verbraucherschutz, Ernährung und Landwirtschaft, Referat Tierschutz, Postfach, 53107 Bonn, Internet: http//www.bml.de, BMVEL Bonn, 1992.

Basche, Armin: Geschichte des Pferdes. Sigloch Edition. Künzelsau. Stäfa. Salzburg. Stürtz Verlag. Würzburg. 1984.

Burkart, Roland: Kommunikationswissenschaft, Grundlagen und Problemfelder, Umrisse einer interdisziplinären Sozialwissenschaft. 4. Auflage. Wien-Köln-Weimar. Böhlau Verlag. 2002.

Caanitz, Heidrun: Ausdrucksverhalten von Pferden und Interaktion zwischen Pferd und Reiter zu Beginn der Ausbildung. Inaugural – Dissertation zur Erlangung des Grades eines DOCTOR MEDICINAE VETERINARIAE durch die Tierärztliche Hochschule Hannover. Heidrun Caanitz. Kiel. Hannover. 1996

Donner, H. D., Specht D.: Grundausbildung für Reiter und Pferd. Bd 1. Richtlinien für Reiten und Fahren. Hrsg.: Deutsche Reiterliche Vereinigung e. V.. FN-Verlag der Deutschen Reiterlichen Vereinigung GmbH. Warendorf. Freiherr-von-Langen-Straße 13. 02581/7696. 1986.

Donoghue, John P., Grzegorz Hess, Jerome, Sanes N.: "Substrates and Mechanisms for Learning in Motor Cortex". In: Bloedel, James R., Ebner,

Emmerich, Marion: Dreidimensionale Ultraschallmessung zur Bewegungsanalyse beim Pferd auf dem Laufband. Inaugural-Dissertation zur Erlangung des Grades eines DOCTOR MEDICINAE VETERINARIAE durch die Tierärztliche Hochschule Hannover. Marion Emmerich. Hannover 2002.

Frey, Renate: Grundlagen der Hippotherapie. In: Hippotherapie. Sonderhefte des DKThR (Hrsg.). 2. Auflage. Bielefeld. 2004. S. 6.

Hoffmann, Gerlinde: Hippotherapie in der Rechtssprechung. . In: Hippotherapie - Sonderheft 1996. Deutsches Kuratorium für Therapeutisches Reiten e. V. (Hrsg.), Freiherr-von-Langen-Straße 13, 48231 Warendorf. 1996. S. 61-66.

Klüwer, Carl: Die spezifischen Wirkungen des Pferdes in den Bereichen des Therapeutischen Reitens. In: Heilpädagogisches Voltigieren und Reiten. Sonderheft 1995. DKThR (Hrsg.). 2. Auflage. Deutsches Kuratorium für Therapeutisches Reiten e. V., Freiherr-von-Langen-Straße 13, 48231 Warendorf. 1995. S. 5-12.

Klüwer, Carl: Zur Arbeit mit dem Pferd in Psychiatrie und Psychotherapie. In: Die Arbeit mit dem Pferd in Psychiatrie und Psychotherapie. Sonderheft 1994. 2. unveränderte Auflage. Deutsches Kuratorium für Therapeutisches Reiten e. V. (Hrsg.), Freiherr-von-Langen-Straße 13, 48231 Warendorf. 1996. S. 5-18.

Knodel et. al: Linder Biologie. Lehrbuch für die Oberstufe. 19. Auflage. J. B. Metzlersche Verlagsbuchhandlung. Stuttgart. 1983.

Leyerer, Ulrich: Wirkungsprinzipien der Hippotherapie auf das menschliche Gehvermögen insbesondere bei Multiple-Sklerose-Patienten. Disputation 05.06.2001. Fakultät Medizin. Leipzig. 2001.

Löffler, Klaus: Anatomie und Physiologie der Haustiere. 7. Auflage. Verlag Eugen Ulmer. Stuttgart. 1987.

Meier-Trinkler, Maria: Kritische Fragen und Gedanken zum Einsatz des Pferdes in der Psychotherapie. In: Die Arbeit mit dem Pferd in Psychiatrie und Psychotherapie. Sonderheft 1994. 2. unveränderte Auflage. Deutsches Kuratorium für Therapeutisches Reiten e.V. (Hrsg.), Freiherr-von-Langen-Straße 13, 48231 Warendorf. 1996. S. 18-21.

Ölsböck, Lieselotte: Die Wertigkeit der Hippotherapie in der Behandlung cerebralparetischer und mehrfachbehinderter Kinder. In: Hippotherapie - Sonderheft 1996. Deutsches Kuratorium für Therapeutisches Reiten e. V. (Hrsg.), Freiherr-von-Langen-Straße 13, 48231 Warendorf. 1996. S. 44-48.

Riesser, Hajo: Hippotherapie. In: Hippotherapie - Sonderheft 1996. Deutsches Kuratorium für Therapeutisches Reiten e. V. (Hrsg.), Freiherr-von-Langen-Straße 13, 48231 Warendorf. 1996. S. 12-14. S. 5-11

Schneider, Frank; Gaertner, Hans Jörg: Therapeutisches Reiten mit psychiatrischen Patienten. In: Psycho. Heft 01/92. S. 18. 1992. Verfasser: Dr. med. Dr. rer. Soc. Frank Schneider, Psychiatrische Universitätsklinik, Osianderstraße 22, Tübingen.

Strauß, Ingrid: Hippotherapie – Ihre Monopolstellung in der Krankengymnastik. In: Hippotherapie - Sonderheft 1996. Deutsches Kuratorium für Therapeutisches Reiten e. V. (Hrsg.), Freiherr-von-Langen-Straße 13, 48231 Warendorf. 1996. S. 12-14.

Timothy, J., Wise, Steven P.: The Acquisition of Motor Behavior in Vertebrates. A Bradford Book. The Mit Press. Cambridge, Massachusetts. Institute of Technology. 1996.

Windel, Karl-Hermann: Die Geschichte des Gestütes Marbach a. d. L. von der Verstaatlichung bis zum 2. Weltkrieg (1817 – 1939). Dissertation. Gedruckt im Selbstverlag bei Hans-Joachim Köhler. Druck & Reprografie, Tübingen. 1992.

Zeeb, Klaus: Ethologische Anforderungen an die Haltung von Rind und Pferd. In: ATF Schriftenreihe. Akademie für tierärztliche Fortbildung (Hrsg.). Tierhygienisches Institut Freiburg i. Br. Bundestierärztekammer e. V., Akademie für tierärztliche Fortbildung, Oxfordstrasse 10, 53111 Bonn. 1995. S. 17.1 – 17.2.

Bildquellen

Regina Kuhn, Herleshausen: Titelfoto
Fotos im Innenteil
Labat/Rouquette/Arioko.com: Seite 9 oben
Dr. Eva-Maria Götz: Seite 11
Sandra Fröschle: Seite 5, 104
Alle anderen Fotos stammen von der Autorin.

Die Zeichnungen fertigte Helmuth Flubacher, Waiblingen.

Spezieller Dank

Die Fotografin Regina Kuhn und der Verlag bedanken sich bei Anika Maier und ihren Eltern, dass sie mit der Veröffentlichung des Titelfotos einverstanden sind, auf dem Anika als kleines Kind zu sehen ist. Inzwischen sind einige Jahre vergangen und sie geht immer noch in die Therapie, die ihr nach wie vor sehr hilft. Das Bild entstand in der Physiotherapie-Praxis Gabi Braun, Murkenbachweg 67, 71032 Böblingen, zu Beginn ihrer Hippotherapie.

Register

Ängste 73, 103
Atemfrequenz 34
Aufmerksamkeit 25
Ausbildung, Pferd 37, 65
Ausbildung, Therapeut 22
Ausgleichstraining/-gymnastik 12, 69, 88, 109
Aussehen 96

Berührungsübungen 70
Bewegungsablauf 51
Bewegungsapparat 15
Bewegungsdialog 44, 74
Beziehung 71, 73, 91
Bundessozialgericht 22

Depression 90
Dominanzlage 88

Eigenschaften, artspezifische 6
Eigenwahrnehmung, körperliche 77
Entwicklung, motorische 41
Entwicklungsgeschichte 6
Erfolgserlebnis 74

Frühgeborene 58
Frustrationen 73

Gangbild 45ff.
Gefühlszustand 20
Gehirn 14, 52
Gehorsam 95, 108
Gelehrsamkeit 95
Gleichgewicht 51, 57
Gliedmaßenfehlbildung 44
Größe 67, 86
Grundausbildung 36
Grundkenntnisse 32

Habituation 82
Heilpädagogik 7, 16, 18
Herdentrieb 10, 95
Hippotherapie 6
Homologie 8, 12ff
Hyperaktiv 85

Impulse 46ff.
Integrationstherapie, sensorische 79

Kinder- und Jugendhilfegesetz 23
Kleinhirn 42ff., 61

Kleinkinder 56ff.
Kommunikationsbereitschaft 25
Kontaktaufnahme 75
Kontraindikationen 41
Konzentrationsfähigkeit 74
Körpergefühl 88
-wahrnehmung 55, 77
-wärme 53, 96
Kräfteübertragung 41

Lernprozess 48
Lernvorgang, nicht-assoziativer 82

Meidereaktion 38, 69, 89
Menschbezogenheit 88
Mindestalter 56
Multiple Sklerose 45
Muskelspindeln 50

Neugier/Erkundungsverhalten 25
Neurologische Schädigung 41

Pferderasse 24
Prä-Gestisches Verstehen 74
Propriorezeption 80
Psychose 90

Querschnittslähmung 44

Rangfolge 76
Rasse 86
Reaktionsmuster 10
Rechts-Links-Koordinationsfähigkeit 52
Reizangebot 58
Repulsives Sozialverhalten 30
Respekt 91
Rücksichtnahme 27
Rumpfbalance 59

Schritt 45, 61
-frequenz 19
-länge 19
Schubkraft 47
Schulungssitz 58
Schwingungsimpulse 68
Selbstvertrauen 49
Selbstwertgefühl 74
Sensibilität 25ff.
Sensomotorik 19
Sicherheit 31
Sinne 15
Skelett 12

Soziales Lernen 75
Sozialverhalten 29, 96
-, attraktives 29
-, kohäsives 29
-, repulsives 30
Sprache 52
Spreizsitz 58ff.
Stangensalat 21
Stellreflexe 58
Stimmungslage 10

Takt 46
Temperament 96
Therapeutische Einheit 77
Therapeutisches Dreieck 16ff
Tiefenwahrnehmung 80
Tierschutz 38
Tragkraft 67, 86

Übungen, neuromotorische 72, 77
-, psychomotorische 72, 77
-, sensomotorische 72, 77
-, soziomotorische 72, 77
Urverständnis 12

Verhalten 10
Verhaltensauffälligkeiten 72
-gedächtnis 42
-kodex 37
-muster 10
-störungen 93
Verständigungsbereitschaft 108, 109
Vertrauen 74, 91
Vierfüßlerstand 59

Wahrnehmung 14, 49, 63, 94, 97

Ziele, therapeutische 20
Zuneigung 26

Impressum

Bibliografische Information der Deutschen Nationalbibliothek
Die Deutsche Nationalbibliothek verzeichnet diese Publikation in der Deutschen Nationalbibliografie; detaillierte bibliografische Daten sind im Internet über http://dnb.d-nb.de abrufbar.

Das Werk einschließlich aller seiner Teile ist urheberrechtlich geschützt. Jede Verwertung außerhalb der engen Grenzen des Urheberrechtsgesetzes ist ohne Zustimmung des Verlages unzulässig und strafbar. Das gilt insbesondere für Vervielfältigungen, Übersetzungen, Mikroverfilmungen und die Einspeicherung und Verarbeitung in elektronischen Systemen.

© 2009 Eugen Ulmer KG
Wollgrasweg 41, 70599 Stuttgart (Hohenheim)
E-Mail:info@ulmer.de
Internet: www.ulmer.de
Lektorat: Dr. Eva-Maria Götz
Herstellung: Ulla Stammel
Umschlagentwurf: red.sign, Anette Vogt, Stuttgart
Satz: r&p digitale medien, Echterdingen
Druck und Bindung: Firmengruppe APPL, aprinta druck, Wemding
Printed in Germany

ISBN 978-3-8001-4646-8